Lise Bourbeau

Höre auf deinen Körper und vergiss dein Gewicht

Bauchgefühl statt Selbstkontrolle

*Aus dem Französischen übertragen
von Claudia Seele-Nyima*

W0194864

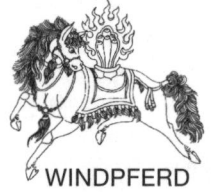

WINDPFERD

Wichtiger Hinweis

Die in diesem Buch beschriebenen Methoden sollen ärztlichen Rat und medizinische Behandlung nicht ersetzen. Die in diesem Buch vorgestellten Informationen sind sorgfältig recherchiert und wurden nach bestem Wissen und Gewissen vorgestellt. Dennoch übernehmen Autor und Verlag keinerlei Haftung für Schäden irgendwelcher Art, die direkt oder indirekt aus der Anwendung oder Verwendung der Angaben in diesem Buch entstehen. Sämtliche Informationen in diesem Buch sind für Interessierte zur Weiterbildung gedacht.

Titel der Originalausgabe:
Écoute et mange – Stop au contrôle!
© 2009 – Copyright by Lise Bourbeau
Erschienen bei *Les Éditions E.T.C. Inc., Kanada*

Übertragen aus dem Französischen von Claudia Seele-Nyima

Windpferd Taschenbuch
10086

2. Auflage 2014

Vollständige Taschenbuchausgabe der im Windpferd Verlag erschienenen
Erstausgabe *Vertraue, iss und beende die Kontrolle*

© 2014 Windpferd Verlagsgesellschaft mbH, Oberstdorf
Alle Rechte vorbehalten
Umschlagkonzeption und -gestaltung: Andrea Barth | Guter Punkt –
Agentur für Gestaltung, Covermotiv: © Siminitzki/shutterstock
Layout: Marx Grafik & ArtWork
Lektorat: Silke Kleemann
Gesetzt aus der Adobe Garamond
Druck: Himmer AG, Augsburg

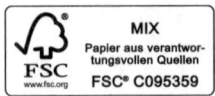

Printed in Germany
ISBN 978-3-86410-086-4
www.windpferd.de

Inhalt

Dank

Es fällt mir sehr schwer, anlässlich dieses Buches nur einigen wenigen zu danken. Angespornt von meiner Leidenschaft für dieses Thema, erforsche ich es seit fast dreißig Jahren. Ich habe unzählige Berichte von Menschen aus verschiedenen Ländern, unterschiedlichen Kulturen und jeden Alters gesammelt, sowohl in meinem Privatleben als auch beruflich.

Für meine Recherchen habe ich aus diversen Quellen geschöpft, bin aber vor allem ausgehend von meinen eigenen Erfahrungen wie auch denen vieler anderer Menschen zu einer Synthese gelangt. Mein Dank gilt euch allen, die ihr mir geholfen habt – oft genug, ohne es zu beabsichtigen oder euch dessen bewusst zu sein!

Ich möchte dennoch all jenen danken, die zum Zustandekommen dieses Buches beigetragen haben. Die Idee dazu schlugen mir zuerst zwei Workshop-Veranstalter in der deutschsprachigen Schweiz mit großer Begeisterung vor (danke Stella und David!). Als ich ihnen erzählte, was ich in den vielen Jahren aus meiner Ernährung gelernt und welche allgemeinen Schlüsse ich daraus gezogen hatte, gaben sie sich alle Mühe, mich zu motivieren, dieses Buch noch schneller zu schreiben. Sie haben mir zu der Erkenntnis verholfen, dass dies eigentlich schon seit geraumer Zeit von mir gefordert wurde, ohne dass ich es besonders beachtet hätte.

Mir liegt daran, meinen beiden Korrektorinnen Micheline St.-Jacques und Nathalie Thériault für ihre ausgezeichnete unterstützende Arbeit zu danken.

Ein großes Dankeschön auch an Jean-Pierre Gagnon, den Leiter meines Verlages, für die wertvolle Zusammenarbeit und seinen ausgezeichneten Einsatz bei der Realisation dieses Buches.

Mein unendlicher Dank gilt Monica Shields, meiner Tochter und Leiterin der Schule ÉCOUTE TON CORPS INTERNATIONAL, für ihre ausgezeichneten Vorschläge nach der Lektüre der ersten Rohfassung des Buches. Ich danke ihr außerdem für ihre bemerkenswerte Kreativität beim Design der Titelseite wie auch beim Layout des Buches.

Lise Bourbeau

Einführung

Achtundzwanzig Jahre, nachdem ich meine Schule des Lebens *Écoute Ton Corps* gegründet habe, ist mir nun das Vergnügen vergönnt, mich mit euch über all das zu unterhalten, was wir aus unserer Ernährung über uns selbst lernen können. 1981, ein Jahr, bevor ich meine Schule eröffnete, kam ich auf die Idee, alles, was ich aß und trank, aufzuschreiben, weil ich meine Ernährung für die Ursache meiner Gewichtszunahme (zehn Kilo) hielt. Zu jener Zeit war ich weit davon entfernt zu erkennen, dass diese Entscheidung mein Leben von Grund auf ändern würde. Es war eine unvergessliche Erfahrung, und vor allem war es der Auslöser für den Übergang von der Welt des Geistes zur Welt des Spirituellen.

In den fünfzehn Jahren, die Écoute Ton Corps vorausgingen, war die geistige Dimension sehr wichtig für mich. Da ich im Bereich des Verkaufs tätig war, ermunterten mich meine Vorgesetzten dazu, mich für positives Denken zu interessieren. Damals schien dies ein sehr wichtiges Erfolgskriterium im geschäftlichen Bereich zu sein. Ich hatte mir daher angewöhnt, mich beim geringsten Problem, mit dem ich konfrontiert wurde, im Geiste zu konditionieren. Trotz der guten Ergebnisse, die ich durch eine solche Selbstprogrammierung erzielte, erkannte ich nicht, dass ich fortwährend wieder von Neuem begann. Ich drang nicht unmittelbar zum Kern des Problems vor. Es gelang mir allenfalls, es dank meiner geistigen Programmierung zu kontrollieren.

In den Monaten nach meiner Entscheidung, alles, was ich am Tag aß und trank, aufzuschreiben, erlangte ich mein natürliches Ausgangsgewicht zurück – ohne jegliche Kontrolle meinerseits. Ich entdeckte, dass alles, was ich über mich selbst gelernt hatte, sehr viel wichtiger für mich war als das Lösen meines Gewichtsproblems. Dank der Untersuchung meiner Essgewohnheiten war ich mir endlich dessen bewusst geworden, wer ich war, ebenso wie mehrerer meiner Ängste und Überzeugungen. Ein weiteres sehr schönes Geschenk, das sich aus diesen Forschungen anhand meiner Ernährung ergab, war es festzustellen, dass in den Monaten, die auf diese Arbeit folgten, zahlreiche meiner langjährigen Beschwerden verschwanden.

Und in diesem Moment wurde mir klar: Dadurch, dass ich auf meine Nahrungsbedürfnisse hörte, eröffnete sich mir die Möglichkeit, gleichzeitig auch auf meine emotionalen und geistigen Bedürfnisse zu hören. Ich entdeckte, dass wir die drei Körper nicht voneinander trennen können und dass die Arbeit an einem Körper sich automatisch auch auf die anderen beiden Körper auswirkt. Aus diesem Grund verschwanden meine Beschwerden. Dies war der Ausgangspunkt für meine Schule des Lebens *Écoute Ton Corps* – „Höre auf deinen Körper".

Achtundzwanzig Jahre später habe ich mich daher auf Bitten der stetig wachsenden Anzahl der Workshop-Teilnehmer von „Écoute Ton Corps" und auch, damit meine zahlreichen Leserinnen und Leser Nutzen daraus ziehen können, entschlossen, dieses Buch zu schreiben. Du wirst alles darin finden, was ich im Lauf meiner Erfahrung gelernt habe, wie auch die Erfahrungen anderer, die diesen Prozess ebenfalls durchlaufen und mir ihre Ergebnisse mitgeteilt haben.

Zur Information möchte ich erwähnen, dass ich meine Leser nach wie vor duzen werde. Dies hilft mir, eine vertraute und einfühlsame Kommunikation aufzubauen.

Ich möchte klarstellen, dass es nicht Ziel dieses Buch ist, dir dabei zu helfen, bestimmte Regeln der „richtigen Ernährung" anzuwenden. Es gibt ein ganzes Arsenal sehr guter Bücher zu diesem Thema. Mein Ziel ist es vielmehr, dir zu helfen …

- herauszufinden, auf welche dir eigene Art und Weise du dich kontrollierst und in welchem Ausmaß;
- dir deiner Ernährungsweise besser bewusst zu werden;
- die Verbindung herzustellen zwischen deiner Ernährung und dem, was du auf emotionaler, geistiger und spiritueller Ebene lebst;
- zu entdecken, warum es so schwierig ist, auf deine wahren Bedürfnisse zu hören;
- schnell die Seelenwunden zu erkennen, die dich daran hindern, dich gut zu nähren, auf physischer wie auf psychischer Ebene;
- dahin zu gelangen, systematisch auf die Bedürfnisse deines Körpers zu hören, bevor du etwas verzehrst,
- dich selbst in deinem physischen Körper und vor allem in dem, was du in jedem Augenblick bist, zu lieben und anzunehmen.

Viel Freude beim Lesen!

Lise Bourbeau

Kapitel 1

Warum so viel Kontrolle?

Ein Mensch, der sich im Leben nicht kontrolliert, erlaubt sich, ganz er selbst zu sein – sei es im positiven oder im negativen Sinne. Er bewertet sich nicht. Er klagt sich selbst nicht an. Er akzeptiert sich selbst so, wie er ist, in jedem Moment des täglichen Lebens.

Unsere Art zu leben wird gleichzeitig in unserem geistigen, emotionalen und physischen Körper widergespiegelt. Da der physische Körper für uns besonders greifbar und sichtbar ist und eher in unser Bewusstsein dringt, ist er der Körper *par excellence,* auf den wir uns verlassen können, um festzustellen und zu erfahren, was in den beiden anderen, subtileren Körpern vor sich geht.

Kontrolle, die wir alle in unterschiedlichem Ausmaß und in verschiedenen Situationen ausüben, beginnt auf der psychischen Ebene. Da wir die drei Körper, die unsere materielle Hülle bilden, nicht voneinander trennen können, spiegelt sich diese – geistige oder emotionale – Kontrolle bald in unserer physischen Welt wider, darunter auch in der Ernährung. Wenn du zum Beispiel auf Schokolade verzichtest, meinst du vielleicht, es handle sich nur um eine körperliche Kontrolle. Sei jedoch eines Besseren belehrt: Sie geht weit über das Körperliche hinaus und vollzieht sich gleichzeitig auf den anderen Ebenen.

Das Ziel der ersten beiden Kapitel dieses Buches ist es daher, dass du dir der verschiedenen Arten der Kontrolle bewusst wirst, die du einsetzt, und der Frage nachzugehen, wie sie deine Ernährung beeinflussen.

Was ist Kontrolle?

Sich selbst zu kontrollieren oder andere kontrollieren zu wollen heißt überwachen, auf der Lauer sein. Insgesamt bedeutet es, beherrschen zu wollen und unser Ego um jeden Preis den Sieg davontragen zu lassen. Es ist nämlich unser Ego, das all unsere Ängste nährt und uns gemäß seinen Anschauungen handeln und reagieren lässt, in der Gewissheit, es sei besser so für uns. Leider weiß unser Ego nicht, dass wir jedes Mal, wenn eine Angst uns lenkt, nicht mehr wir selbst sind und nicht mehr auf unsere wahren Bedürfnisse hören. Da das Ego mittels unserer geistigen Energie geschaffen wurde, existiert und weiterlebt, besteht es nur aus Erinnerung, und daher kann es auch nur in der Vergangenheit leben. Es ist ihm nicht möglich, die Bedürfnisse unseres Wesens in der Gegenwart zu kennen.

Darum ist es so wichtig, dass wir uns bewusst machen, was unser Leben lenkt, und dass wir erkennen, wo wir in den Zustand des Kontrollierens geraten sind. Darüber hinaus hilft uns die jeweilige Kontrollart, auf die wir zurückgreifen, eine unserer Seelenwunden bewusst zu erkennen.

Die Verbindung zwischen Kontrolle und Seelenwunden

Ich möchte also die Art der Kontrolle gemäß der Wunde aufführen, die jeweils aktiviert wird. Für diejenigen, die nicht mit den fünf an der Schule *Écoute Ton Corps* gelehrten wichtigsten Seelenwunden vertraut sind, seien sie hier noch einmal genannt: ZURÜCKWEISUNG, VERLASSENWERDEN, DEMÜTIGUNG, VERTRAUENSBRUCH und

16

UNGERECHTIGKEIT. Jede Wunde ist mit einer unterschiedlichen Art, sich selbst oder andere zu kontrollieren, verknüpft.

Jedes Mal, wenn dein Leben nicht in Freude, Glück, Frieden und Harmonie verläuft – also bei jedem unangenehmen Gefühl, jeder Angst, jedem Unbehagen, jeder Krankheit, sei es auf körperlicher, emotionaler oder geistiger Ebene – ist dies ein Hinweis darauf, dass eine deiner Wunden aktiviert worden ist und du darauf reagierst. Du bist nicht mehr du selbst; diese Wunde, die berührt wird, bewirkt, dass du eine Maske anlegst – bei jeder Wunde eine andere. Wir tragen diese Maske und meinen, dadurch davor geschützt zu sein, den mit der Wunde einhergehenden Schmerz zu empfinden. Mehr über solche Masken und Seelenwunden im Allgemeinen erfährst du in meinem Buch zu diesem Thema.[1]

Ich rufe dir in Erinnerung, dass wir alle mit den meisten der fünf Wunden geboren werden, doch sind sie bei jedem unterschiedlich stark ausgeprägt. Diese Wunden hindern die Seele daran, in die Vereinigung mit dem Geist, die vollkommene Harmonie des Seins zurückzukehren. Darum reinkarnieren wir uns unaufhörlich: um sie uns wieder bewusst zu machen, damit sie heilen können und uns so dabei helfen, wieder zu uns selbst zurückzufinden. Solche Wunden werden zunächst von unseren Eltern geweckt – oder von allen Personen, die für uns die Elternrolle übernommen haben –, und zwar von der Empfängnis an bis zum Alter von sieben Jahren. Später werden sie von jedem aktiviert, der dir irgendeine Begebenheit in Erinnerung ruft, die du mit deinen Eltern oder mit jenen, die ihre Stelle eingenommen haben, erlebt hast.

---

1 *Heile die Wunden deiner Seele.* Windpferd, 9. Aufl. 2013.

Denn wenn wir aufgrund einer oder mehrerer berührter Wunden reagieren, sind wir nicht mehr wir selbst, hören wir nicht mehr auf unsere wahren Bedürfnisse, sind also in den Zustand der Kontrolle geraten. Eine Überzeugung, die mit einer aktivierten Wunde verknüpft ist, beeinflusst uns dergestalt, dass wir auf eine Angst hin agieren, statt auf unsere Bedürfnisse zu hören.

> Ich erinnere dich daran, dass **jede Angst stets eine Angst um dich selbst ist. Wenn du davon überzeugt bist, Angst um jemand anderen zu haben, solltest du Folgendes wissen: Die wahre Angst ist jene, die du um dich hast, wenn du daran denkst, dass das, was du für den anderen befürchtest, eintritt.**

Wenn wir meinen, Angst um jemand anderen zu haben, dann spielt uns unser Ego einen Streich, damit wir uns der wahren Ursache des Problems möglichst nicht bewusst werden. Hier ein Beispiel für eine solche Situation: Bei einem Paar aus meinem Bekanntenkreis war es so, dass die Ehefrau ihren Mann unaufhörlich daran erinnerte, was er essen sollte, wann er es essen sollte und wann er wieder aufhören sollte. Er litt an Diabetes und war übergewichtig. Sie kontrollierte außerdem seine Medikamente. Eines Tages trafen mein Mann und ich sie im Restaurant, als beide gerade von einer Kur in einer Diätklinik zurückgekehrt waren, um einige Kilo abzunehmen. Es war ihre erste „richtige" Mahlzeit seit zwei Wochen. Als sie sah, wie er Wein trank, begann sie, ihm tadelnde Blicke zuzuwerfen (nonverbale Kontrolle). Dann zog sie ihm den Brotkorb weg und stellte ihn in möglichst weiter Entfernung von ihm ab. Ebenso verfuhr sie mit der Butter (Kontrolle auf physischer Ebene). Sie wagte nicht, das, was sie dachte, laut zu äußern (Kontrolle auf geistiger Ebene), doch der Zorn, den sie in ihrem Inneren aufstaute, war leicht zu spüren.

Was sie am meisten zu stören schien, war der Umstand, dass ihr Mann alles, was er aß und trank, in vollen Zügen genoss und vorgab, nichts zu bemerken. Beim Dessert angelangt, bestellte er schließlich zwei Kugeln Eis mit Sahne. Genau in diesem Moment platzte ihr der Kragen, und sie schrie ihn im Restaurant an, er sei ein Idiot, völlig unbewusst … und alles Weitere erzähle ich lieber nicht. Vor allem rief sie ihm die beträchtliche Geldsumme in Erinnerung, die er gerade für seine Kur ausgegeben hatte, und all das für nichts und wieder nichts, fügte sie wütend hinzu.

Kurz darauf, als ich mit ihr allein war, fragte ich sie, warum sie so zornig sei. Ganz offensichtlich deshalb, weil es ihr nicht gelang, ihren Mann in demselben Maße zu kontrollieren wie sich selbst. Schließlich gestand sie mir ihre große Angst, ihren Mann zu verlieren, wenn er sich weiterhin solchen Exzessen hingab. Da ich wusste, dass sie mir nicht ihre wahre Angst offenbarte, stellte ich ihr weiter Fragen, bis ich die wahre Natur ihrer persönlichen Angst erfuhr: dass ihr Mann eventuell sterben könnte.

Ich erfuhr also, dass ihr erster Partner sehr schlechte Ernährungsgewohnheiten gehabt hatte. Als Geschäftsmann war er immer unterwegs, und er starb an einem Herzanfall. Noch Jahre später fühlte sie sich deswegen schuldig. Sie war davon überzeugt, dass sie seinen Tod hätte verhindern können, wenn sie sich nur mehr um die Ernährung ihres Mannes gekümmert hätte. Schon allein der Gedanke, den Tod eines zweiten Partners auf dem Gewissen zu haben, ängstigte sie so sehr, dass er für sie zu einer Zwangsvorstellung geworden war.

Kontrolle, Angst, Überzeugungen und Seelenwunden

Wie du feststellen kannst, sind in diesem Beispiel Kontrolle, Angst und Überzeugung zu erkennen. Das weist darauf hin, dass eine Wunde aktiviert worden ist. In diesem Fall lassen sich zwei Wunden konstatieren, nämlich Ungerechtigkeit und Vertrauensbruch. Ein Mensch, der unter der Wunde der Ungerechtigkeit leidet, strebt nach Perfektion in allem. Daher macht meine Bekannte sich Vorwürfe, dass sie ihrem ersten Mann nicht die vollkommene Ehefrau war, und tut alles, um sich beim zweiten zu bessern. Sie trägt folglich die Maske der „Starrheit". Wer unter der Wunde des Vertrauensbruchs leidet, hat wiederum Schwierigkeiten, zu vertrauen. In diesem Fall nimmt sie es ihrem Mann übel, dass er ihr nicht vertraut, dass er nicht alles, was sie für ihn tut, wertschätzt. Diesmal trägt sie also die Maske der „Kontrolle".

Sie, die aufgehört hat, sie selbst zu sein, und vor allem nicht mehr auf ihr Bedürfnis hört, eine gute Mahlzeit mit Mann und Freunden zu genießen, hat automatisch reagiert. Sie fand sich in einer kontrollierenden Haltung wieder, was ein Hinweis darauf ist, dass sie Masken trug, die mit ihren Wunden verknüpft waren.

Die Aktivierung einer Wunde

Wenn ich von einer aktivierten Wunde spreche, dann möchte ich damit sagen, dass unsere Wunden zwar ständig tief in unserem Inneren vorhanden, jedoch nicht immer aktiviert sind. Sie werden aktiv, wenn jemand anders sie erweckt, und deswegen kommt es zu unserer Reaktion.

Es ist auch möglich, dass eine deiner Wunden aktiviert wurde, ohne dass im betreffenden Augenblick jemand bei dir ist. Du bist zum Beispiel allein zu Hause und würdest am liebsten ein paar Stunden faulenzen, und plötzlich sagt dir eine kleine Stimme in deinem Kopf, du hättest kein Recht, faul zu sein, Faulenzen gehöre sich nicht. Selbst wenn du allein bist, wird die Angst, die dich erfasst, durch eine Überzeugung hervorgerufen, die du schon jung erworben hast, im Allgemeinen von einem Elternteil. Diese Angst, als faul beurteilt zu werden, lebt weiterhin in dir fort und beeinflusst dich, eher aktiv als faul zu sein, und dies aus Angst, auf frischer Tat beim Faulsein ertappt zu werden, oder weil du fürchtest, jemand könnte erfahren, dass du mitunter faul bist. Eine Wunde wird also stets durch jemandes Angst aktiviert, ebenso wie durch eine Überzeugung, und mit dem Ziel, zu vermeiden, dass diese Befürchtung Realität wird.

Ich kenne sogar Leute, die ihre bereits verstorbenen Eltern immer noch fürchten. Wagen sie es einmal, in ihrem Sein oder Handeln nicht mit den Auffassungen der Eltern übereinzustimmen, dann sind ihre Angst und ihre Schuldgefühle sofort in diesem Ausspruch erkennbar: *Wenn meine Mutter mich jetzt sähe, würde sie sich im Grab umdrehen.*

Jede Wunde kann auf dreierlei Art und Weise und oft sehr unbewusst ausgelöst werden: 1. durch die Angst, vom anderen verletzt zu werden; 2. durch die Angst, den anderen zu verletzen; 3. dadurch, dass man sich selbst verletzt.

Man kann nicht nur dann von Kontrolle sprechen, wenn wir es unterlassen, etwas Bestimmtes zu tun oder zu sein, sondern auch jedes Mal, wenn es uns nicht gelungen ist, uns zu kontrollieren. Auch wenn wir uns sehr schuldig fühlen, machen wir uns Vorwürfe, dass wir uns nicht zu kontrollieren vermochten.

Den größten Teil der Zeit ist es den meisten von uns noch nicht einmal bewusst, dass eine Wunde aktiviert ist –

es ist vor allem unsere Reaktion auf eine Situation oder eine Person, die uns darauf hinweist. Alle in diesem Kapitel vorgestellten Arten, sich zu kontrollieren, sind Reaktionen und keine willentlichen Handlungen. Im folgenden Kapitel wirst du sehen, inwiefern diese Reaktionen einen Einfluss darauf ausüben, wie du isst und trinkst. So wirst du eine neue Art und Weise entdecken, dir bewusst zu machen, dass eine Wunde aktiviert worden ist.

Hier nun also die verschiedenen Arten der Kontrolle, wie sie jeweils der aktivierten Wunde entsprechen.

Die Wunde der Ablehnung

Beginnen wir mit der Wunde der ABLEHNUNG. Wie kontrollierst du dich, wenn du fürchtest, abgelehnt zu werden oder andere abzulehnen, oder du dich selbst ablehnst?

- ⊛ Wenn du unaufhörlich grübelst, weil dir etwas, was zu tun oder zu sagen ist und dir Angst macht, nicht aus dem Kopf geht, oder auch etwas, was du in Bezug auf dich selbst gehört hast und das deine Wunde berührt oder wieder zum Leben erweckt hat;

- ⊛ Wenn du wegen einer Überflutung mit geistigen Aktivitäten an Schlaflosigkeit leidest;

- ⊛ Wenn du einer Situation ausweichst, indem du dich rasch von dem Ort, an dem du dich befindest, davonmachst oder dich in dein geistiges Wolkenkuckucksheim zurückziehst (nicht bei der Sache bist);

- ⊛ Wenn du eine Situation leugnest und sie nicht so sehen willst, wie sie wirklich ist. Dies kann sich darin äußern, dass du dir weismachst, die Person oder die Situation hätten dich überhaupt nicht gestört, berührt, ergriffen; hätten überhaupt keine Gefühlsaufwallungen in dir ausgelöst. Diese Art der Kontrolle ist im Allgemeinen unbewusst. Wir sollten die uns nahestehenden Menschen bitten, uns dabei zu helfen herauszufinden, wann wir vor der momentanen Situation davonlaufen, indem wir sie verleugnen;

- ⊛ Wenn du leugnest, dass ein Kompliment wahr und zutreffend ist, weil du glaubst, die Person hätte dir dieses Kompliment niemals gemacht, würde sie dich wirklich kennen.

- ⊛ Wenn du dich schämst, zu SEIN, was du bist, und vor allem nicht willst, dass es herauskommt;

- ⊛ Wenn du dich verschließt, dich zurückhältst, etwas zu sagen oder zu tun, aus Angst, dass dein Gegenüber dich dann nicht mehr mag, dich nicht mehr schätzt.

Ein wichtiger Punkt, den wir im Zusammenhang mit der Wunde durch ABLEHNUNG im Kopf behalten sollten: Diese Wunde wird stets durch Angst auf der Ebene des SEINS aktiviert, und nicht auf der Ebene des HABENS oder TUNS. Musst du zum Beispiel vor einem Publikum sprechen oder auftreten, kann es sein, dass du dich übermäßig vorbereitest oder deswegen nicht schlafen kannst. Deine wahre Angst ist nicht, deine Sache schlecht zu machen, sondern eher, als VERSAGER beurteilt zu werden, wenn du sie nicht perfekt, gemäß den Erwartungen der anderen und vor allem in Übereinstimmung mit deinen eigenen – meist unrealistischen – Erwartungen machst.

Gehörst du zu dieser Kategorie von Menschen, dann ist die Wahrscheinlichkeit hoch, dass du dich in dem kontrollierst, was du tust und sagst, vor allem, um geliebt und gemocht zu werden und um dich so, wie du bist, angenommen zu fühlen, statt als Versager angesehen zu werden.

Die Wunde des Verlassenwerdens

Wir wollen nun weitergehen zum kontrollierenden Verhalten, das du zeigst, wenn du Angst hast, verlassen zu werden, jemand anderen zu verlassen oder wenn du dich selbst verlässt.

* Wenn du vorgibst, fröhlich, heiter und glücklich zu sein, um deinem Partner zu gefallen;

* Wenn du dich den Bedürfnissen anderer fügst und dir weismachst, dies mache dich glücklich;

* Wenn du weinst, um deine Ziele zu erreichen und um Aufmerksamkeit zu erhalten;

* Wenn du einen weinerlichen Ton anschlägst, um etwas zu fordern oder deine Unzufriedenheit mitzuteilen;

* Wenn du ständig die anderen störst, um Aufmerksamkeit zu erhalten;

* Wenn du das Opfer spielst, das heißt, unbewusst Probleme für dich anziehst;

* Wenn du das, was dir geschieht, dramatisch und übertrieben wiedergibst;

* Wenn du eine Krankheit zum Anlass nimmst, den anderen zu manipulieren, damit er sich um dich kümmert;

* Wenn du nicht auf deine Bedürfnisse hörst, aus Angst, der andere könnte denken oder glauben, dass du ihn verlässt und fallen lässt;

* Wenn du etwas beginnst und es wieder aufgibst, resignierst, bevor du dein Ziel erreicht hast, und häufig (und fälschlich) die Person beschuldigst, die dich deiner Meinung nach hätte unterstützen sollen;

- ⊛ Wenn du nichts mit dir anzufangen weißt, sobald du allein bist, und kein Interesse für irgendetwas aufbringst;

- ⊛ Wenn du es brauchst, alles, was dir passiert, jemandem am Telefon oder persönlich zu erzählen;

- ⊛ Wenn du meinst, nicht in der Lage zu sein, dem bevorstehenden Tod eines geliebten Menschen ins Auge zu sehen;

- ⊛ Wenn du alles Mögliche erträgst, weil du fürchtest, verlassen zu werden, normalerweise von einem Partner oder einem Kind;

- ⊛ Wenn du dich nicht entscheiden kannst, eine Beziehung zu beenden, aus Angst, allein zurückzubleiben, selbst, wenn du weißt, dass es besser für dich ist;

- ⊛ Wenn du jemanden um Hilfe bittest, noch bevor du überprüft hast, ob du es auch allein schaffst;

- ⊛ Wenn du jemand anderen unterbrichst, um von deinen eigenen Problemen zu sprechen;

- ⊛ Wenn du deine eigenen Probleme für viel wichtiger hältst als die der anderen.

Die Wunde der Demütigung

Falls du unter der Wunde der Demütigung leidest, hier die kontrollierenden Verhaltensweisen, die am häufigsten zum Einsatz kommen, wenn du Angst hast, jemand anderen zu demütigen, selbst gedemütigt zu werden, oder wenn du dich selbst demütigst:

- ⊛ Wenn du widerspruchslos zulässt, dass jemand dich physisch oder psychisch erniedrigt;

- Wenn du dich verpflichtest, jemandem, der in Schwierigkeiten ist, zu helfen, und dabei deine eigenen Bedürfnisse vergisst;

- Wenn du nicht zulässt, dass du auch nur das geringste Negative über jemand anderen sagst;

- Wenn du körperliche Triebe in dem Glauben unterdrückst, dass Gott alles sieht und dich im Auge behält;

- Wenn du dich für unsauber, unwürdig, schmutzig hältst;

- Wenn du von dir selbst angeekelt bist;

- Wenn du andere auf deine Kosten zum Lachen bringst, indem du dich selbst demütigst;

- Wenn du ein Kompliment an jemanden zurückgibst, weil du meinst, dieses Kompliment nicht zu verdienen, und vor allem, weil du davon überzeugt bist, der andere sei es eher wert und verdiene dieses Kompliment mehr als du;

- Wenn du alles tust, um in den Augen Gottes untadelig zu sein;

- Wenn du glaubst, du müsstest das Leiden der anderen, der ganzen Menschheit, lindern,

- Wenn du andere über dich selbst stellst, weil du glaubst, ihr Leid sei größer als deins;

- Wenn du dich zurückhältst, sinnlichen Genuss zu erleben, weil du fürchtest, für liederlich gehalten zu werden;

- Wenn du dich daran hinderst, dir körperlichen Genuss zu verschaffen, aus Angst, als Egoist angesehen zu werden.

Die Wunde des Vertrauensbruchs

Gehen wir nun über zur Wunde des VERTRAUENS-BRUCHS. Diese Wunde treibt uns am stärksten dazu, andere kontrollieren zu wollen. Hier die verschiedenen Kontrollarten, die zum Einsatz kommen, wenn du Angst hast, von jemand anderem verraten zu werden oder jemanden zu verraten. Vergiss nicht: Das, was du anderen zufügst, fügst du auch dir selbst zu.

Ich erinnere dich daran, dass man jedes Mal, wenn es zu einem Verrat, einer Lüge, einem nicht eingehaltenen Versprechen, Feigheit, mangelndem Verantwortungsgefühl kommt, das Gefühlt des Vertrauensbruchs erleiden kann. Zudem müssen alle folgenden Formen der Kontrolle mit einem Gegenüber des anderen Geschlechts gelebt werden.

- ⊛ Wenn du das letzte Wort haben willst;

- ⊛ Wenn du lügst;

- ⊛ Wenn du den anderen unterbrichst, bevor er zu Ende geführt hat, was er sagen wollte;

- ⊛ Wenn du schon Schlussfolgerungen parat hältst, bevor der andere geendet hat;

- ⊛ Wenn du grollst und dich verschließt, nicht mehr mit dem anderen sprechen willst;

- ⊛ Wenn du laut wirst und allen Raum in einer Begegnung einnimmst;

- ⊛ Wenn du dem anderen nicht vertrauen kannst, denn du bist auf der Hut und zweifelst an diesem Menschen;

- ⊛ Wenn du alles tust, um Anerkennung als besonderer, starker, fähiger Mensch zu erhalten;

- ⊛ Wenn du etwas erwartest, ohne dass es vorher eine klare Übereinkunft darüber gab;

- ⊛ Wenn du ungeduldig wirst, weil der andere nicht schnell genug ist;

- ⊛ Wenn du in Zorn gerätst, weil die Dinge nicht nach deinen Plänen ablaufen;

- ⊛ Wenn du darauf bestehst, dass der andere deiner Meinung ist, deinen Vorstellungen zustimmt;

- ⊛ Wenn du eine Form der Verführung einsetzt, um deine Ziele zu erreichen;

- ⊛ Wenn du im anderen wegen deines eigenen Versäumnisses, Irrtums oder Verrats Schuldgefühle weckst;

- ⊛ Wenn du den anderen überwachst, damit er seine Aufgaben so ausführt, wie du es gerne hättest;

- ⊛ Wenn du etwas vom anderen verlangst und ihm von vornherein nicht vertraust, innere Zweifel an seiner Art und Weise hast, es zu tun;

- ⊛ Wenn du dich dem anderen gegenüber nicht verpflichten möchtest;

- ⊛ Wenn du deine Verantwortung nicht übernimmst und willst, dass der andere deinen Irrtum, dein Versäumnis auf sich nimmt;

- ⊛ Wenn du den anderen lächerlich machst, um zu versuchen, ihn zu ändern;

- ⊛ Wenn du den Rat des anderen systematisch zurückweist;

- ⊛ Wenn du versuchst, den anderen einzuschüchtern;

- ⊛ Wenn du schmollst, um deine Ziele durchzusetzen und das zu erhalten, was du willst;

28

- ⊛ Wenn du brüllst oder den anderen bedrohst;

- ⊛ Wenn du deine Art und Weise, wie etwas getan werden soll, durchsetzen willst;

- ⊛ Wenn du für den anderen eine Entscheidung triffst, ohne ihn nach seiner Meinung zu fragen.

Die Wunde der Ungerechtigkeit

Ich schließe mit der Wunde der Ungerechtigkeit, die jene erleben, die übermäßig perfektionistisch sind und sich zu schnell selbst anklagen. Die folgenden Hilfsmittel zur Kontrolle kannst du bei dir selbst wie auch bei Personen des gleichen Geschlechts anwenden. Hier nun die Aspekte deines Verhaltens, wenn du Ungerechtigkeit anderer dir gegenüber fürchtest oder wenn du Angst hast, anderen oder dir selbst gegenüber ungerecht (oder unvollkommen) zu sein:

- ⊛ Wenn du deine Grenzen nicht achtest und zu viel von dir verlangst;

- ⊛ Wenn du vorgibst, alles sei in Ordnung, obwohl das nicht stimmt;

- ⊛ Wenn du dich rechtfertigst, indem du häufig die Realität zurechtbiegst;

- ⊛ Wenn du ablehnst, Hilfe in Anspruch zu nehmen, weil du glaubst, du selbst könntest es besser;

- ⊛ Wenn du dich zurückhältst, deine Gefühle zu zeigen;

- ⊛ Wenn du Tränen zurückdrängst oder dich zum Weinen versteckst;

- ⊛ Wenn du den anderen als zu sensibel beurteilst;

- ⊛ Wenn du dir untersagst, ein Medikament zu nehmen oder zum Arzt zu gehen;

- ⊛ Wenn du etwas, was du eben getan hast, mehrmals überprüfst;

- ⊛ Wenn du dieselbe Aufgabe immer wieder von Neuem anfängst;

- ⊛ Wenn du den anderen unterbrichst, weil du seine Äußerungen als nicht richtig beurteilst;

- ⊛ Wenn du darauf aus bist, dass man dir sagt, was du gerade vollbracht hast, sei perfekt;

- ⊛ Wenn du eine sofortige, schnelle Lösung für ein Problem haben willst, bevor du dir die Zeit genommen hast, es zu erkunden oder die Ursache dafür zu finden;

- ⊛ Wenn du über den anderen urteilst oder ihn beschuldigst, etwas Schlechtes getan zu haben;

- ⊛ Wenn du Recht haben willst, weil du meinst, du hättest die richtige Antwort;

- ⊛ Wenn du Zorn verspürst, weil du eine Situation für unberechtigt hältst;

- ⊛ Wenn du dich selbst scharf kritisierst, weil du meinst, dich so zu verbessern;

- ⊛ Wenn du dich in einem Moment, in dem dir etwas gelingt, selbst zunichte machst, dich unterschätzt;

- ⊛ Wenn du ablehnst, auch nur das Geringste vom anderen zu erhalten, aus Angst, in der Schuld der betreffenden Person zu stehen;

- ⊛ Wenn du ja sagst, obwohl du nein sagen willst, aus Angst, ungerecht oder unsensibel zu sein;

- ⊛ Wenn du dir ein Vergnügen nicht zugestehst, weil du glaubst, es nicht zu verdienen;

- ⊛ Wenn du dich zwingst, zu lächeln oder zu lachen;

30

- Wenn du nicht mehr aufhören kannst zu arbeiten, weil du fürchtest, dass man dich für einen Faulpelz hält;

- Wenn du dich, statt auf dein Herz zu hören, mit Argumenten zur Vernunft bringst, obwohl du in Wirklichkeit etwas anderes willst;

- Wenn du Schuldgefühle beim anderen weckst, sich nicht gut genug im Griff zu haben;

- Wenn du dich beherrscht, deinen Zorn offen zu zeigen;

- Wenn du dir nicht erlaubst, selbst glücklich zu sein, wenn jemand, der dir nahe steht, es nicht ist.

Möglicherweise ist es schwieriger, die kontrollierenden Verhaltensweisen der beiden letztgenannten Wunden zu erkennen, denn das Ego des Kontrollierenden und des Starren (dies sind die Masken bei den Wunden des Vertrauensbruchs und der Gerechtigkeit) ist besonders stark ausgeprägt. Es sind zwei machtvolle Wunden, die schnelle und intensive Reaktionen herbeiführen. Je stärker unser Ego ist, umso größer ist seine Macht, uns das glauben zu lassen, was es will, zum Beispiel, dass wir Recht haben und der andere Unrecht.

Sich das Ausmaß der Kontrolle bewusst machen

Ich empfehle dringend, dass du dir die Zeit nimmst, all diese Kontrollarten mehr als einmal zu lesen, damit du im Folgenden besser den Zusammenhang zum zweiten Kapitel herstellen kannst. Gehe so vor: Notiere dir, welche Kontrollarten du einsetzt, bei wem du sie einsetzt (Kind, Partner, Familie, Freunde) und bei welchen Gelegenheiten. Als weitere Hilfe seien hier noch einige Bereiche genannt, in denen Kontrolle angewandt wird:

- Aussehen;
- Kleidung;
- Geld, Budget;
- Aufgaben zu Hause oder am Arbeitsplatz;
- Ausgehen oder Freizeit; Ferien;
- Wahl der Freunde;
- Studium;
- Berufswahl;
- Zeichen der Aufmerksamkeit und der Zuwendung;
- Sexualität;
- Einstellung, Verhalten;
- Religion, spirituelle Entwicklung.

Es spricht nichts dagegen, mit deinen Familienangehörigen darüber zu sprechen, in welches kontrollierende Verhalten sie dich einordnen. Allerdings erfordert dieser Schritt ein gewisses Maß an Demut. Doch wenn du gerade dieses Buch liest, schließe ich daraus, dass du etwas für dich tun willst, um deine Lebensqualität zu erhöhen.

Wenn du noch einen Schritt weiter gehen willst, nimm dir die Zeit, in jeder Situation zu prüfen, welcher Natur die Anklagen oder Urteile sind, die du über andere oder dich erhebst. Später könntest du versuchen, die Angst, die du für dich erlebst, genauer einzukreisen. Im letzten Kapitel werde ich noch einmal auf eine solche Rückschau zurückkommen.

Du wirst sehen, wie nützlich es für dich sein kann, zu erkennen, welche Kontrolle du in deinem Leben auszuüben versuchst und wie sie sich auf der Ebene der Ernährung in Kontrollverlust oder Streben nach Kontrolle widerspiegelt. Betrachten wir nun die Verbindung zwischen deiner Ernährungsweise und deinen jeweils aktivierten Wunden.

Kapitel 2

Die Verbindung zwischen Kontrolle und Ernährung

Ich habe bereits im vorigen Kapitel erwähnt, dass unsere Seelenwunden seit unserer Geburt von unseren Eltern wie auch von denjenigen, die ihre Rolle einnehmen, wachgerufen werden, und zwar in unseren ersten sieben Lebensjahren. Danach handelt es sich jedes Mal, wenn eine Wunde von jemandem aktiviert wird, um eine Wiederholung dessen, was bereits früher geschehen ist, uns jedoch nicht bewusst ist.

Nehmen wir das Beispiel eines kleinen Mädchens, das sich von Geburt an abgelehnt fühlte, weil ihre Mutter enttäuscht war, keinen Jungen zur Welt gebracht zu haben. Die Wunde der Zurückweisung ist also seit der Geburt und mit mehr als großer Wahrscheinlichkeit schon im Embryonalstadium geweckt worden. Und was die Mutter später auch tut oder sagt, die Chancen sind hoch, dass das kleine Mädchen, die Heranwachsende und später die junge Frau das Verhalten der Mutter falsch auslegt. Es ist nämlich sehr wichtig, im Sinn zu behalten, dass die Ursache für unser Leid nicht das ist, was jemand anders tut, sondern dass es unsere von einer unserer Wunden beeinflusste Reaktion ist, die bewirkt, dass wir leiden.

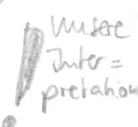

Dadurch erklärt sich, warum es häufig vorkommt, dass selbst dann, wenn ein Elternteil beide Kinder gleich behandelt, diese es aufgrund ihrer unterschiedlichen Wunden jeweils ganz anders erleben.

Der Einfluss des Verhaltens der Mutter

Geht es um die Frage der Ernährung, ist vor allem der Einfluss der Mutter – oder der Person, die in den ersten sieben Jahren ihre Rolle übernommen hat –, von Bedeutung. Warum? Weil die Mutter die „Mutter Erde" symbolisiert, und unser Vater als Symbol für unseren Vater, den männlichen Himmelskörper Sonne (frz. le soleil), steht. Die Erde – auch nährende Mutter genannt –, ernährt uns mit all dem, was wächst. Sie versorgt uns mit unserer Grundnahrung. Naturgemäß ist es auch die Mutter, die uns innerlich nähren sollte, uns also dabei unterstützen sollte, dass wir uns gut fühlen. Die Rolle des Vaters wiederum besteht darin, uns zu helfen, damit wir unsere Energie schöpferisch nutzen können, handelnd aktiv werden und für unsere materiellen Bedürfnisse sorgen.

Von Geburt an braucht das Baby die Milch der Mutter. Es ist das Natürlichste der Welt zu sehen, wie ein Neugeborenes (bei den Tieren ist es genauso) sofort saugen will. Es sucht die Brustwarze der Mutter. Darum ist es so wichtig, dass eine Mutter ihrem Kind die Brust gibt. Selbst wenn sie es nicht lange tun kann, die ersten Wochen sind entscheidend, um das Leben des Kindes zu beginnen und vorzubereiten, das liegt in der Natur der Dinge.

Kann eine Mutter ihr Baby nicht stillen, oder lehnt sie es ab, verschlimmert diese Erfahrung die Wunde der Ablehnung des Kindes, wenn es sich um ein Baby weiblichen Geschlechts handelt. Bei einem männlichen Baby wird dann die Wunde des Verlassenwerdens aktiviert. In meinem Buch über die Wunden der Seele mache ich deutlich, aus welchem Grund eine Wunde jeweils von einem Elternteil geweckt wird.

Zur Erinnerung: Wenn ein Kind mit einem Elternteil die Erfahrung einer bestimmten Wunde macht, dann erlebt auch dieser Elternteil seinerseits dieselbe Wunde, selbst wenn es ihm meistens nicht bewusst ist. Unsere Kinder haben die Gabe, in uns das wachzurufen, was wir mit unseren eigenen Eltern nicht zum Abschluss gebracht haben. Mitunter kommt es vor, dass das Baby seinerseits die Muttermilch nicht zu verdauen vermag oder die Brust nicht nehmen will. In diesem Fall ist es die Wunde der Zurückweisung oder des Verlassenwerdens der Mutter, die aktiviert wird.

Bei dem Beispiel einer Mutter, die ihre Tochter nicht stillen kann, ist auch die Wunde der Zurückweisung der Mutter aktiv, wenn die Tochter sich abgelehnt fühlt. Die Mutter macht sich – bewusst oder unbewusst – Vorwürfe, dass sie ihr Kind nicht zu stillen vermag. Es ist sehr gut möglich, dass sie fürchtet, ihrem Baby zu schaden und sich von diesem nicht geliebt zu fühlen. Wenn sie etwas tiefer in sich hineinhorcht, wird sie vermutlich entdecken, dass sie dasselbe mit ihrer eigenen Mutter erlebt hat. Sobald irgendein unangenehmes Gefühl aufkommt, ist eine vorhandene Wunde aktiviert worden.

Gleichzeitig besteht bei einem Baby, das nicht von seiner Mutter genährt werden will, eine größere Gefahr, später an Anorexie (Magersucht) zu erkranken. Darauf komme ich in einem anderen Kapitel noch zurück.

Das Verhalten und die innere Einstellung der Mutter zur Ernährung haben einen großen Einfluss auf das Kind. Dieses Verhalten wird im Allgemeinen auf Seiten der Mutter unbewusst sein, denn sie erkennt nicht, dass sie so mit ihrem Kind umgeht, weil es dieses Verhalten braucht, um sich seiner eigenen Wunden bewusst zu werden. Eltern verhalten sich ihren Kindern gegenüber nämlich nicht zufällig auf eine bestimmte Weise. Alles ist schon im Lebensplan der betreffenden Familie vorgesehen. Die Eltern handeln in Bezug auf die Wunden der Kinder entsprechend ihren eigenen Wunden, damit alle sich gegenseitig darin unterstützen können, mehr Bewusstheit zu entwickeln, um ihre Wunden eines Tages heilen zu können.

Es wurde festgestellt, dass die Mutter, wenn das Baby weint und die Eltern nicht recht wissen, was sie tun sollen, bereits sehr schnell entscheidet, dem Baby etwas – mit Vorliebe Süßes – in den Mund zu schieben. Ich sage „die Mutter", weil im Allgemeinen sie das letzte Wort bei der Ernährung des Kindes hat. Natürlich gibt es für alle Regeln dieser Welt Ausnahmen, doch es wird diesem Buch zugute kommen, wenn ich mich an das halte, was die meiste Zeit geschieht.

In noch nicht allzu ferner Vergangenheit gab man Säuglingen einen Schnuller, der häufig in Zucker oder Honig getaucht worden war, oder eine Flasche Saft oder ein anderes süßes Getränk, ohne wirklich zu wissen, ob dies tatsächlich dem entsprach, was der Säugling brauchte. Mit der Zeit wird so etwas zur Gewohnheit und verselbstständigt sich damit. Das Kind ist weinerlich, hat sich wehgetan, ist unruhig, langweilt sich, stört, und man gibt ihm etwas zu essen oder zu trinken – vorzugsweise etwas Süßes. Noch in sehr jungem Alter lernen wir, uns bei der geringsten Gefühlsaufwallung oder Verstimmtheit mit allem Möglichen vollzustopfen, nur nicht mit dem, was wir brauchen. Die meisten Menschen haben also gelernt, sich zu trösten, sich eine Aufmerksamkeit zu erweisen oder sich für etwas zu belohnen, indem sie sich etwas zwischen die Zähne schieben. Wenn eine deiner Wunden aktiviert wird, bereitet es dir darum jedes Mal Schwierigkeiten, zu erkennen, ob du wirklich Hunger hast, und wenn ja, was dein Körper braucht. Je nach Art der Wunde, die du in dem betreffenden Augenblick erfährst, neigst du dazu, unterschiedlich zu essen und zu trinken.

Die Wunde der Ablehnung und die Ernährung

(Maske: Auf der Flucht sein)

Wenn es die Wunde der Ablehnung ist, um die es geht und die bewirkt, dass du dich kontrollierst, dann ist es tendenziell möglich, dass es dir an Appetit mangelt und du ein grüblerischer Mensch bist. Du spürst nichts mehr, also spürst du noch nicht einmal, dass dein Körper Nahrung braucht. Wenn du aber isst, nimmst du vor allem kleine Portionen, mit der Gabelspitze, wobei dir nicht besonders bewusst ist, was auf deinem Teller liegt, und du es nicht wirklich schmeckst. Da mit dieser Wunde die Maske des Auf-der-Flucht-Seins erscheint, bedeutet Flüchten folglich, an dem, was in der materiellen Welt vor sich geht, nicht mehr wirklich teilzuhaben.

Somit kannst du dein Essen nicht mehr richtig genießen – denn du interessierst dich mehr für die Aspekte der geistigen Welt als für die Dinge, die mit der materiellen Welt zusammenhängen. Das Nahrungsmittel, das am häufigsten zur Flucht benutzt wird, ist Zucker in all seinen Formen, mangels Alkohol und Drogen. Außerdem habe ich beobachten können, dass Zucker bei Menschen des Flucht-Typs sehr häufig eine Wirkung hervorruft, die der des Alkohols gleicht.

Eine große Menge Zucker zu sich zu nehmen führt zu einem Teufelskreis im Körper und kann sich überdies mit der Zeit sehr schädlich auswirken. Dein Körper, und hauptsächlich deine Nebennieren, müssen hart arbeiten, um diesen Zucker zu verarbeiten und zu beseitigen; dein Körper wird geschwächt und müde. Wenn du das Gefühl hast, dass es dir an Energie mangelt, greifst du wieder zum Zucker, weil du hoffst, so die verlorene Energie wiederzuerlangen – was überdies das falsche Mittel ist, denn Zucker wirkt nur sehr kurzfristig; daher beginnt das Ganze zwangsläufig immer wieder von Neuem.

Der Flüchtende ist es auch, der sehr stark gewürztes Essen bevorzugt. Da er nicht den Geschmack jedes Nahrungsmittels wahrzunehmen vermag, sagt er sich, dass er wenigstens Gewürze schmecken will. Das ist eine andere Methode, etwas zu schmecken und dabei gewisse Empfindungen zu entdecken. Dies erklärt, warum manche Menschen ohne mit der Wimper zu zucken so stark gewürztes Essen verzehren können.

Die Wunde des Verlassenwerdens und die Ernährung

(Maske: Abhängigsein)

Ist deine Wunde des Verlassenwerdens aktiviert und verleitet dich zur Kontrolle, dann geschieht das Gegenteil: Da du Liebe in der Außenwelt in Form von Aufmerksamkeit, Zuwendung und Unterstützung suchst – und nicht weißt, wie du sie erlangen kannst –, kompensierst du dies mit deiner Ernährung. Da du das, was du vom Außen willst, nicht erhältst, befriedigst du dein Bedürfnis mit der Nahrung. Du kannst dann also endlos essen – von daher auch der Ausdruck, *er isst wie ein Loch* – in dem Glauben, so die innere Leere zu füllen, die du spürst. Du isst viel, nicht weil es gut schmeckt oder weil dein Körper es braucht, sondern um dir den Eindruck zu vermitteln, du erhieltest das, was dir fehlt. Trotz dieses unaufhörlichen

Sichvollstopfens empfindest du dennoch weiterhin eine Leere in Höhe deines Magens. Es ist, als wärst du ein Fass ohne Boden. Du erkennst jedoch nicht, dass die Leere sich eher in Höhe des Herzens befindet. Da Nahrung den emotionalen Mangel nicht auszugleichen vermag, kannst du niemals genug bekommen und weißt nicht, wann du aufhören sollst. Eigentlich sollte jedoch stattdessen das Herz mit einer guten Dosis Selbstliebe erfüllt werden.

Mir ist auch aufgefallen, dass ein Mensch, der in die Maske des Abhängigseins geraten ist und seine Mahlzeit in netter Gesellschaft verbringt, häufig übertrieben langsam isst, um den Genuss zu verlängern. Es ist seine Art und Weise, die Menge an Aufmerksamkeit zu kontrollieren, die er benötigt. Er wird zudem mehr von weicher Nahrung angezogen, die er nicht erst noch stark kauen muss.

Die Wunde der Demütigung und die Ernährung

(Maske: Unterwürfigsein)

Wenn du an der Wunde der Demütigung leidest und glaubst, es sei unwürdig, ein sinnesbetonter Mensch zu sein, kontrollierst du dich, um keine Sinnesfreuden zu erleben. Vor anderen beherrschst du dich häufig und isst nicht das, was du am liebsten magst; du zwingst dich, das zu wählen, was du als eines guten Menschen würdig befindest. Es kommt jedoch ein Zeitpunkt, an dem ein unterwürfiger Mensch sich nicht mehr zu beherrschen vermag, da seine Sinne gewissermaßen als Geisel genommen wurden. Er verliert bei der Nahrung die Kontrolle und isst übertrieben viel, weil es SO GUT schmeckt. Außerdem geht der Genuss, zu „essen", eher durch die Augen. Wenn du einen Teller mit Knabbereien dastehen siehst, fällt es dir bestimmt schwer, daran vorbeizugehen, ohne eine zu nehmen – du musst dich beherrschen. Wenn du weißt, dass Leckereien im Haus sind oder irgendetwas, das du magst, dürfte es dir sehr schwer fallen, dem zu widerstehen. Du weißt, dass du nicht hungrig bist, aber es ist stärker als du. Ein unterwürfiger Mensch genießt die Nahrung zwar körperlich, aber kaum psychisch. Je größer sein körperlicher Genuss, desto größer seine Schuldgefühle, weil er sich gehen gelassen hat, und zwar in allen Bereichen.

Häufig isst er, um sich zu füllen, um seinen Körper nicht spüren zu müssen. Er meint, wenn er Hunger verspürt, dann spüre er seinen Körper, und das sei nicht spirituell.

Hat diese Person erst einmal mit dem Essen begonnen, findet sie immer neue Gründe, um weiter zu essen. *Wenn ich es sowieso schon übertrieben und bestimmt schon wieder ein oder zwei Kilo zugenommen habe, kann ich ebenso gut weitermachen ...* All das, um sich einen Grund zu geben, ein unwürdiger, schmutziger, gefräßiger Mensch zu sein, der sich schämen sollte. Masochistisch wie sie ist, möchte sie sich selbst Leiden verursachen, sich bestrafen. Sie leidet, wenn sie hungrig ist, und sie leidet, wenn sie zu viel gegessen hat.

Dieser Typ wird am meisten von sehr gehaltvollen Lebensmitteln angezogen, wie Butter, Sahne, fette Soßen etc. Er kann auf diese Weise weitermachen, bis er von dem, was er isst, ebenso angeekelt ist wie von sich selbst.

Die Wunde des Vertrauensbruchs und die Ernährung

(Maske: Kontrollieren)

Mit der Wunde des Vertrauensbruchs reproduzierst du – da du die Kontrolle über das haben willst, was innerlich und äußerlich vor sich geht, und es dir schwer fällt, anderen zu vertrauen – dasselbe Schema in deiner Ernährung. Der Ausdruck *seinen Senf dazugeben* ist sehr gut auf das Kontrollieren anwendbar.

Du weißt, dass dies für dich gilt, wenn jemand anders eine Mahlzeit zubereitet und du dafür sorgst, dass Salz oder Pfeffer, Gewürze oder Zucker hinzugefügt werden. Wie oft habe ich schon gesehen, wie jemand, sogar ohne vorher gekostet zu haben, sein Essen reichlich mit Salz oder Pfeffer bestreut hat!

Ich erinnere mich an einen Tag, an dem ich ein Paar am Nachbartisch in einem Restaurant beobachtete. Der Mann nahm seinen Teller und alles andere entgegen, und während er die Unterhaltung mit seiner Begleiterin fortsetzte, griff er nach dem Salzstreuer und schüttelte ihn über seinem gesamten Teller. Neugierig, wie ich bin, konnte ich nicht umhin, zu zählen, wie oft er diese Bewegung ausführte: Achtzehnmal! Ich betrachtete ihn näher und sagte mir, dass er sich seiner Bewegungen sicherlich nicht bewusst gewesen war und gewiss nichts davon hinunterbrächte. Aber nein – er aß alles auf, ohne sich die Zeit zu nehmen, gut zu kauen und die Nahrung zu schmecken. Er aß viel zu schnell.

Du weißt, dass diese Wunde aktiviert wird, wenn du alle möglichen anderen Dinge tust, während du isst. Zum Beispiel lesen, über Geschäftliches reden, den Kindern oder dem Partnern während der Mahlzeit Vorhaltungen machen etc. Darum achtest du nicht wirklich auf das, was du zu dir nimmst, und die Wahrscheinlichkeit ist hoch, dass du mehr isst als nötig, hauptsächlich wegen der großen Geschwindigkeit, in der du das Ganze hinunterschlingst. Manche verdrücken regelrechte Riesenportionen. Der Magen kann daher nicht die Botschaft vom Gehirn erhalten, dass er genug hat.

Kontrollierend ist auch jemand, der heftig in seine Nahrung hineinbeißt. Er möchte die anderen so sehr unter Kontrolle haben, dass er, wenn er angesichts seiner nicht erfüllten Erwartungen Zorn spürt, seinen Hunger stillt, indem er zubeißt. Aus diesem Grund isst er häufig Fleisch – nicht weil sein Körper es braucht, sondern wohl wegen seines Drangs, zuzubeißen.

Er kann zwar den Anschein erwecken, das Essen zu genießen, denn er isst gierig und probiert alles. Doch dieser Anschein entspricht nicht der Realität, wenn er im Zustand der Kontrolle, also in seiner Wunde ist. Überzeugt von einem angeblichen Wohlbefinden, sagt er unter Umständen häufig *das ist wirklich lecker.* Doch wenn er sehr schnell isst, dann schmeckt er es eigentlich nicht.

Die Wunde der Ungerechtigkeit und die Ernährung

(Maske: Starrsein)

Auch wenn deine Wunde der Ungerechtigkeit ihre Wirkung ausübt, verfährst du mit deiner Nahrung ebenso wie mit deinem Leben. Du versuchst, dich so weit wie möglich zu kontrollieren. Nur wer an dieser Wunde leidet, schafft es, eine drakonische Diät einzuhalten, um das Idealgewicht und die Figur zu erhalten, die er als akzeptabel ansieht.

Wenn deine Maske des Starrseins die Oberhand gewinnt, schaffst du es, die Menge und die Auswahl der Nahrungsmittel, die du verzehren darfst, im Griff zu haben. Es ist zudem sehr gut möglich, dass du ein „Sichgehen-Lassen" derart inakzeptabel findest, dass du regelmäßig Beteuerungen von dir gibst wie: *Ich esse* NIE *Zucker oder Nachtisch. Ich trinke* KEINEN *Alkohol mehr. Ich esse*

NUR *gesunde Nahrung. Zwischen den Mahlzeiten knabbere ich* NIEMALS *irgendetwas.* Du rühmst dich dermaßen, dich auf diese Weise kontrollieren zu können, dass dir völlig entgeht, dass deine Äußerungen keineswegs der Realität entsprechen. Es ist das „Starrsein", das am häufigsten Superlative proklamiert wie *immer, niemals, außergewöhnlich, schrecklich* etc.

Eine Freundin von mir wiederholt jedes Mal, wenn sie zum Essen bei mir ist, in dem Moment, wenn der Nachtisch kommt: *Ich bin so stolz auf mich; schon seit einiger Zeit esse ich keinen Nachtisch mehr. Heute mache ich aber einmal eine Ausnahme. Du bist so eine gute Köchin und dieser Nachtisch sieht so köstlich aus, dass ich mich verlocken lasse.* Ich verzichte darauf, an dieser Stelle zu sagen, wie viel sie isst. Ich bin davon überzeugt, dass sie sich über dieses „Manöver", das sich bereits seit mehreren Jahren wiederholt, überhaupt nicht im Klaren ist, und noch weniger über die Menge, die sie zu sich nimmt.

Zuvor habe ich vom Unterwürfigen gesprochen, der viel isst, sich dabei jedoch schuldig fühlt. Im Starrsein fühlt man sich zwar ebenfalls sehr schuldig, doch indem man sich durch Selbstkontrolle hervortut, gelingt es relativ leicht, sich mit Argumenten zu überzeugen und sich weiszumachen, es sei ja nur dieses eine Mal. Ziel ist, seine Schuld zu kaschieren. Darum zieht man sich plötzliche und sehr schmerzhafte körperliche Probleme zu: um seine Aufmerksamkeit auf all seine kaschierten Schuldgefühle zu lenken. Außerdem bereitet es Schwierigkeiten, die Ursache dieser Probleme zu finden, denn es bleibt unbewusst, weshalb man sich schuldig fühlt. Die Schmerzen des Starrseins sind eine Art unbewusster Bestrafung.

Wer sich im Starrsein befindet, verliert letztendlich die Kontrolle beim Essen und Trinken und auch in anderen

Bereichen und wird mit größter Wahrscheinlichkeit versuchen, diese Situation allein durchzustehen, und es nicht wagen, darüber zu sprechen. Wenn er die Kontrolle vor anderen verliert, vervielfacht dies seine Schuldgefühle in hohem Maße, und er schwört sich, es nie wieder zu tun.

Je mehr der Starre sich selbst fordert und daran hindert, etwas zu spüren, umso mehr hat er überdies den Drang, seine Mahlzeit stärker zu würzen. Im Gegensatz zum Kontrollierenden probiert er jedoch das Essen vorher, denn alles soll perfekt sein, nach seinem Geschmack. Anschließend fügt er die Gewürze hinzu, die er, wie er meint, in diesem Augenblick braucht.

Der Starre mag zudem knackige Nahrung, Knuspriges, und gibt rohem, hartem Obst und Gemüse den Vorzug.

Wenn du dich in dieser Wunde erkennst, dann ist es sehr gut möglich, dass du zu dem Typ gehörst, der sorgfältig die Nahrung und die Mengenangaben auf den Etiketten aller Lebensmittel überprüft. Tust du das wirklich aus Liebe zu dir, zum Beispiel, weil du keine chemischen Produkte isst? Oder ist es aus Angst, Zutaten zu finden, die dick machen?

Oft habe ich zugesehen, wie rigide Menschen, wenn sie die Kontrolle verlieren, eine große Menge „nicht dick machender" Lebensmittel essen; so machen sie sich weis, es sei nicht so schlimm. Trotzdem fühlt sich der Körper damit nicht sonderlich wohl, denn er muss diesen Überschuss irgendwo im Organismus verdauen, verarbeiten und ausscheiden oder speichern. Das Gleiche gilt für Zucker, denn obwohl er ein natürliches Produkt ist, hat der Verzehr in größeren Mengen unausweichlich schädliche Folgen für den Körper.

Möglicherweise stört dich auch, wenn deine Angehörigen zu viel essen. Da du dir so etwas nur sehr selten gestattest, fällt es dir schwer zu akzeptieren, dass jemand anders es sich erlauben kann. Um dir selbst die Erlaubnis zu geben, dich wirklich satt zu essen – und besonders das, was du gerne magst –, meinst du, es verdienen zu müssen. Im umgekehrten Fall erlegst du dir Einschränkungen auf.

Wie oft habe ich jemanden mit Genuss, Liebe oder Appetit essen sehen, nur um plötzlich den Teller von sich zu schieben und zu sagen: *Jetzt ist's genug. Ich muss jetzt aufhören.* Man kann dann sogar etwas Steifes in der Körperhaltung des Betreffenden wahrnehmen. Er hat soeben seine Maske der Starre angelegt und entschieden, dass es nun an der Zeit ist, sich zu kontrollieren.

Ich rufe dir in Erinnerung, dass all diese Arten der Kontrolle und des Kontrollverlusts, die mit den fünf Wunden verknüpft sind, der Widerschein einer anderen Art der Kontrolle sind, die sich in deinem psychischen Leben abspielt. Das Äußere ist stets ein Spiegelbild dessen, was jenseits der körperlichen Hülle vor sich geht. Darum ist es zwecklos, dich körperlich zu kontrollieren, denn die Ursache der Kontrolle liegt erwiesenermaßen jenseits dieser Körperlichkeit und besteht weiterhin fort. Es ist, als versuchtest du, eine Wunde unter einem Verband zu verstecken, ohne sie zu verarzten, in der Hoffnung, sie so nicht mehr zu sehen. Doch ganz im Gegenteil besteht auf diese Weise eher das Risiko, dass sie schlimmer wird.

Dasselbe gilt für alle körperlichen Beschwerden, deren Ursachen der Medizin zufolge schlechte Ernährungsgewohnheiten sind, die die Bedürfnisse des Körpers nicht respektieren. So sind zum Beispiel Völlegefühl, Verdauungsstörungen, Sodbrennen, Unterzuckerung, Diabetes, Darmprobleme etc. gute Beispiele für Beschwerden, die sehr häufig eine Änderung der Ernährung erfordern.

Diese physischen Probleme sind nur der Ausdruck deines Seins, das die Aufmerksamkeit auf die Aspekte deiner inneren Einstellung lenkt, die dir nicht mehr guttun. Dein innerer Gott versucht dir mit diesen Beschwerden zu sagen, dass es höchste Zeit ist, zu lernen, dich selbst mehr zu lieben. Da ich ein ganzes Buch[2] darüber verfasst habe, das ungefähr fünfhundert Beschwerden und Krankheiten behandelt, gehe ich im vorliegenden Text nicht weiter darauf ein.

Die Auswahl der Nahrung

Zum Abschluss dieses Kapitels eine Zusammenfassung zur Bedeutung der unterschiedlichen Arten der Nahrungsauswahl und des am häufigsten vorkommenden Essverhaltens. Deine Nahrungsauswahl und dein Verhalten sind weitere Anhaltspunkte, um deine Wunden zu erkennen. Im vierten Kapitel findest du eine einfache und schnelle Methode, die dir hilft, dich selbst anhand deiner Ernährung besser kennenzulernen. Die folgenden Erläuterungen beziehen sich nicht nur auf feste Nahrung, sondern auch auf alles, was du trinkst, außer Wasser.

Für jedes im Folgenden genannte Nahrungsmittel gibt es mehrere Erklärungen. Es kann sein, dass nur eine davon für dich gilt, es können aber auch mehrere sein.

 Salzige Nahrung oder zu viel Salz: Deinen „Senf"[3] zu den Handlungen oder Äußerungen anderer dazugeben. Nicht das letzte Wort zu haben fällt dir schwer. Du willst Recht haben. Hast den Wunsch, dass alles nach deinem Willen läuft. Angst, dich kontrollieren zu lassen.

---

2 *Dein Körper sagt: Liebe dich!* Lise Bourbeau, Windpferd 15. Auflage 2013 (*Ton Corps dit: Aime-toi!* Lise Bourbeau).

3 Frz. „Ajouter ton grain de sel" – dein „Salzkorn" hinzufügen. Das Wortspiel lässt sich im Deutschen schlecht nachmachen. (Anm. d. Ü.)

Du setzt dich unnötig unter Druck angesichts der Unmöglichkeit, alles zu kontrollieren. Es fällt dir schwer, dich auszudrücken, weil du das letzte Wort haben willst.

Woher wissen wir, was „zu viel Salz" bedeutet? Die Wahrscheinlichkeit ist hoch, dass du zur Mehrheit der Menschen gehörst, die zu viel davon zu sich nehmen. Das tägliche Minimum an Kochsalz beträgt ein halbes Gramm, ideal sind anderthalb Gramm. In Amerika werden täglich durchschnittlich sieben Gramm Salz konsumiert, also viermal mehr als das angestrebte Ideal. Man findet es viel in konservierten Produkten, in allen Supermarkt-Fertiggerichten. Dies ist gemäß medizinischen Erkenntnissen ein wesentlicher Grund, warum neun von zehn Kanadiern an Bluthochdruck leiden. In Wirklichkeit erzeugt jedoch nicht das Salz den Bluthochdruck, sondern eher die erlebten Emotionen, die dich dazu bringen, zu viel Salz zu dir zu nehmen.

Gesüßte Nahrung oder Zucker: Deinem Leben fehlt die Süße. Du bist dir selbst gegenüber zu anspruchsvoll, verlangst dir zu viel ab. Du hast Schwierigkeiten, dir Komplimente zu machen oder deinen wahren Wert zu erkennen. Du glaubst, du hättest nur dann eine Belohnung verdient, wenn du etwas Außergewöhnliches geleistet hast. Angst, egoistisch zu sein. Nicht in Kontakt mit all dem sein, was du erhältst; glauben, es fehle dir – was bedeutet, dass du mehr im Kontakt bist mit dem, was du entsprechend deinen Erwartungen nicht bekommst.

Woher weißt du, dass du „zu viel Zucker" zu dir nimmst? Forschungsergebnisse zu diesem Thema führen zu ganz unterschiedlichen Schlussfolgerungen. Ich selbst habe gehört, dass die Zuckermenge, die in drei frischen Früchten enthalten ist, täglich bei weitem ausreichend ist. Dementsprechend wäre alles, was darüber hinausgeht, Schwelgerei.

Gewürzte Nahrung oder Gewürze: Mangel an Gewürzen in deinem Leben, was bedeutet: nicht vorhandenes oder mangelndes Gespür für Schönheit, für den wunderbaren Aspekt all dessen, was dich umgibt, und vor allem, was dir innewohnt. Mangel an Leidenschaft, sei es in deinem Liebesleben, deiner Karriere oder deinem Leben im Allgemeinen. Du lässt zu, dass das Geistige, die Analyse allen Raum einnimmt, statt wirklich zu spüren, was in dir vorgeht und dich für das Leben zu begeistern. Angst vor Gefühlen. Du bist nicht ausreichend mit den kleinen, mitreißenden Momenten in deinem Leben im Kontakt und nicht dankbar genug für diese Momente.

Schwere und fette Speisen: Ekel vor dir selbst, sei es auf körperlicher oder psychischer Ebene, Schuldgefühle. Du willst dich selbst bestrafen, in einem solchen Maße, dass du deinen Körper mit Nahrung vollstopfst, die äußerst schwer zu verdauen, verarbeiten und auszuscheiden ist. Du glaubst, dass du Strafe verdienst, wenn du dich zuerst um dich kümmerst und dann erst um die anderen.

Knackige, knusprige Nahrung: Du bist dir selbst gegenüber zu trocken und fordernd. Glaubst, dass das Leben zwangsläufig hart und schwierig sein muss. Versetzt dich selbst in Aufruhr, regst dich wegen nichts auf, komplizierst dir ohne Not das Leben. Du nimmst es dir übel, wenn du dich als laschen oder faulen Menschen ansiehst. Bei anderen bist du schnell mit Kritik bei der Hand, ungeduldig und intolerant.

48

Weiche Nahrung: Du hast nicht genug Kraft und Rückhalt, um dir das Leben aufzubauen, das du gern möchtest. Du zählst darauf, dass andere für dein Glück sorgen. Meinst, allein nichts erreichen zu können. Du machst dir Vorwürfe, ein glückliches, leichtes Leben zu wollen, eine ruhige Kugel zu schieben. Du meinst, wenn du dich stark in deinen Handlungen zeigst, werden sich die anderen nicht mehr um dich kümmern.

Koffein: Zeigt einen Mangel an Anregung in deinem Leben, das heißt, du hast nur wenige Ziele, die motivierend sind, um deretwillen du morgens gern aufstehst. Du beschäftigst dich mehr mit den Zielen, Vorhaben anderer als mit deinen eigenen.

Viel Brot: Die Tatsache, dass du niemals genug Brot bekommen kannst, bedeutet – da Brot in unseren Breiten das Grundnahrungsmittel der Menschen ist –, dass du dich von deinen Familienangehörigen nicht genügend genährt fühlst. Du bist abhängig – entweder von ihrer Gegenwart, ihrer Aufmerksamkeit, ihren Komplimenten, ihrer Anerkennung oder ihrer Meinung, was dir eine Art Halt gibt.

* * *

Ich möchte klarstellen, dass die obigen Erläuterungen nicht zur „Zwangsvorstellung" werden oder ausarten sollten. All diese Beschreibungen sind für jene Momente und Situationen gedacht, in denen du merkst, dass sie vom Normalen abweichen. Isst du beispielsweise gerne Spaghetti (weiche Nahrung), so bedeutet dies natürlich nicht automatisch, dass du meinst, andere seien für dein Glück zuständig. Wenn du jedoch darauf aus bist, mehrmals pro Woche Nudeln zu essen, dann gilt obige Definition wahrscheinlich für dich.

So ist es mit allem, was oben erwähnt wird. Wenn du eine oder zwei Tassen Kaffee am Tag trinkst, ist das ein großer Unterschied zu jemandem, der noch weit mehr trinkt und nicht mehr sagen kann, wie viele Tassen genau er getrunken hat.

Verschiedene Arten des Essverhaltens

Für jedes im Folgenden erwähnte Verhalten gibt es mehrere Erklärungen. Es kann sein, dass nur eine davon für dich gilt, es können aber auch mehrere sein.

Sehr langsam essen oder trinken: Bewirken wollen, dass der Genuss andauert, Aufmerksamkeit heischen, jemandes Gegenwart suchen. Angst vor dem Alleinsein.

Sehr schnell essen oder trinken: Bei der eigenen Mahlzeit nicht gegenwärtig sein, verursacht dadurch, dass wir irgendetwas oder irgendjemand anderen kontrollieren wollen. Die Zeit kontrollieren wollen. Angst haben, dass die anderen uns zu langsam, nicht verantwortungsvoll genug, nicht zuverlässig genug finden. Gewinnen, die Oberhand über jemand anderen haben wollen. Angst haben, überfordert zu sein.

Sehr wenig essen oder trinken: Meinen, wir verdienten es nicht, von unserer Mutter oder allem, was mit mütterlicher Liebe zusammenhängt, genährt zu werden. Nicht in Kontakt mit den eigenen Bedürfnissen sein. Die Angst, nicht geliebt zu werden, wird stärker als der Wunsch, geliebt zu werden. Nicht genug essen oder trinken ist häufig ein Anzeichen dafür, dass ein „Zuviel" in einem anderen Bereich vorherrscht, in dem man sich nicht akzeptiert. Es kann ebenfalls bedeuten, dass man mit diesem „Zuviel" umgehen kann, sich dessen jedoch nicht bewusst ist.

Zu viel essen oder trinken: Sich abfüllen, bis einem übel wird, heißt, nicht mit den eigenen Grenzen in Kontakt zu sein. Für die anderen zu viel auf sich nehmen oder tun. Darauf bedacht sein, seine Angehörigen überproportional zu bemuttern, und das auf Kosten der eigenen Bedürfnisse. Angst, nicht geliebt zu werden. Sich Strafen auferlegen, darunter leiden, zu viel gegessen zu haben. Zu viel essen oder trinken ist häufig ein Zeichen dafür, dass es ein „nicht genug" in einem anderen Bereich gibt, in dem man sich selbst nicht annimmt. Es kann sich auch darum handeln, von etwas „genug zu haben", es jedoch nicht zu sehen.

Kräftig in die Nahrung beißen: Jemanden beißen wollen. Seinen Zorn kontrollieren. Sich Erwartungen zurechtschmieden, ohne stillschweigende Übereinkunft. Wollen, dass alles auf unsere Art abläuft. Angst, sanft und verletzlich zu sein, und sich Vorwürfe machen, wenn solche Gefühle sich manifestieren.

Regelrecht schlingen und nichts schmecken bzw. genießen: Jemand anderen zum Verschwinden bringen wollen. Gefühle der Verbitterung hegen, jemandem grollen. Es ablehnen, im anderen das Gute zu sehen oder wahrzunehmen. Die Art und Weise, wie der andere ist, leugnen. Angst, verwundbar zu sein. Nichts zu genießen weist auch darauf hin, dass die betreffende Person Schwierigkeiten hat, die Freuden des Lebens zu genießen. Sie macht sich Vorwürfe, wenn sie es sich selbst erlaubt.

Kapitel 3

Kennst du die Bedürfnisse deines Körpers?

Damit es dir gelingt, dich anhand dessen besser kennenzulernen, was du zu dir nimmst, solltest du zunächst wissen, ob du angemessen auf die Bedürfnisse deines Körpers hörst oder nicht. Wenn dir bewusst ist, dass du ihm zuhörst, heißt dies, dass du ebenso auf deinen emotionalen und mentalen Körper (und die entsprechenden Bedürfnisse) hörst. Wenn du jedoch deinem physischen Körper kein Gehör schenkst, dann nimm zur Kenntnis, dass dasselbe auch für die anderen Körper gilt.

Unsere drei Körper, die unsere materielle Hülle bilden und durch die es uns möglich ist, auf diesem Planeten zu leben, sind nicht voneinander zu trennen. Alles, was in einem Körper geschieht, beeinflusst automatisch die beiden anderen. Es ist folglich sinnvoll, darauf zu achten, was du durch deinen physischen Körper erlebst, da er sehr viel greifbarer ist als die beiden anderen Körper.

Darum bringe ich dir in Erinnerung, was es heißt, „auf die Bedürfnisse des physischen Körpers zu hören". Obwohl die meisten von uns diese grundlegenden Dinge von frühester Kindheit an gelernt haben, ist es wichtig, sie sich ins Gedächtnis zu rufen. Unser physischer Körper muss …

- ❀ Luft einatmen;
- ❀ Wasser trinken;
- ❀ sich ernähren;
- ❀ sich bewegen;
- ❀ sich ausruhen und schlafen.

In diesem Kapitel konzentriere ich mich vor allem auf das Ernährungsbedürfnis – auf die weiteren Bedürfnisse komme ich in Kapitel 6 noch einmal zurück. Vielleicht geht es dir wie mir, als ich jung war? Wenn ich irgendjemanden von guter Ernährung sprechen hörte, verstand ich: „nur langweilige Dinge essen" oder „auf Gutes verzichten" oder „wenn es gesund ist, dann schmeckt es nicht", oder auch „stets aufpassen, was man isst" (was viel Arbeit macht). Und du, was registriert dein Gehirn, wenn du hörst, es sei wichtig, auf die Ernährungsbedürfnisse deines physischen Körpers zu hören?

Dadurch, dass ich diese Bedürfnisse noch einmal wiederhole, will ich dich nicht dazu auffordern, „Kontrolle" auszuüben – weit gefehlt! Tatsächlich weiß ich heute, dass dies kaum die richtige Lösung sein dürfte. Darum rate ich von jeglicher Form der Kontrolle ab, sowohl auf physischer und emotionaler als auch auf mentaler Ebene. Meine Absicht ist vor allem, dir dabei zu helfen zu erkennen, dass dein Körper – dein „Vehikel" in diesem Leben – wie jedes andere „Fahrzeug" ist. Wenn er nicht instand gehalten wird und keine Aufmerksamkeit oder angemessene Pflege erhält, wird er nicht so lange halten und nicht seine volle Funktionsfähigkeit entfalten.

Hier noch einmal die Hauptgründe, warum wir essen:

⊛ um unser physisches und psychisches Wachstum zu gewährleisten;

⊛ um den Körper instand zu halten;

⊛ um die natürliche Abwehrkraft des Körpers zu bewahren;

⊛ um das Fortbestehen der Art zu gewährleisten.

Wir essen also nicht primär um des Geschmacksvergnügens willen oder um unseren Hunger zu stillen. Diese beiden letztgenannten Gründe sollten eigentlich als sekundär betrachtet werden. Nun zum Hauptgrund, warum wir bei der Auswahl und Qualität dessen, was wir uns einverleiben, achtsam sein sollten.

Die sechs Nährstoffe

Dein Körper benötigt sechs Nährstoffe, um gut zu funktionieren. Er lässt dich wissen, welchen davon er benötigt, wenn du Hunger oder Durst verspürst. Es kann dann sein, dass der Betreffende Wasser, Proteine, Lipide (Fette), Kohlenhydrate (Zucker), Vitamine oder Mineralien braucht.

Mit jedem anderen Nährstoff, den du aufnimmst, bürdest du deinem Körper eine beträchtliche Arbeitslast auf, was ihm Energie entzieht, wohingegen das gewünschte Ziel ganz im Gegenteil darin besteht, ihn mit Energie zu versorgen. Es ist also ein Hinweis darauf, dass du im Allgemeinen bei deinen Bedürfnissen nicht „auf Empfang geschaltet" bist. Zum Beispiel raffinierter Zucker, modifizierte Stärke, nicht essenzielle Fettsäuren, Alkohol, Tabak, Koffein wie auch alle chemischen Produkte (einschließlich Medikamente) sind Ingredienzen, die dem Körper in seinen Verdauungs-, Verarbeitungs- und Ausscheidungsfunktionen sehr viel Arbeit abverlangen.

Wir werden im weiteren Verlauf dieses Buches noch den Grund sehen, der dich motiviert, dich auf eine bestimmte Art und Weise zu ernähren und nicht auf eine andere. Ich bin noch nie jemandem begegnet, der IMMER auf die Bedürfnisse seines Körpers hört. Es ist beruhigend, dass unser Körper über eine außergewöhnliche Widerstandsfähigkeit und Flexibilität verfügt und durch die ihm innewohnende Intelligenz weiß, dass es der natürliche Zustand des Menschen ist, in Harmonie zu leben. Um diese Harmonie zu erlangen, müssen wir zwangsläufig lernen, uns mehr Liebe entgegenzubringen, bevor wir dahin gelangen können, auf unsere wahren Bedürfnisse zu hören – und zwar auf allen Ebenen.

Ich habe nicht die geringste Absicht, dir Schuldgefühle zu verursachen, wenn du merkst, dass du nicht auf deine Bedürfnisse hörst. Dieser Bewusstwerdungsprozess dient AUSSCHLIESSLICH dazu, dir dabei zu helfen, dich selbst besser kennenzulernen.

Was die sechs Nährstoffe angeht, so ist es natürlich wichtig, dass du Folgendes im Sinn behältst: Je natürlicher die Inhaltsstoffe sind, desto mehr freut sich der Körper, denn sein Verdauungssystem hat dadurch weniger Arbeit.

Wasser. Nach Luft ist Wasser das, was der Körper am meisten braucht, denn er besteht zu ungefähr 65 Prozent aus Wasser. Wasser ist erforderlich für Blut und Gewebe, wie auch für den Transport von Nährstoffen, das Ausscheiden von Abfallstoffen und um den Körper dabei zu unterstützen, seine Temperatur zu regulieren.

Hast du Durst, dann braucht dein Körper nur reines Wasser. Wenn du reines Wasser trinkst, macht das im Vergleich zu Wasser voller chemischer Produkte einen erheblichen Unterschied aus. Um diesen Unterschied zu sehen, stelle einmal ein Glas mit reinem Wasser 24 Stunden lang bei Zimmertemperatur neben ein Glas mit unreinem – beispielsweise mit Chlor versetztem – Wasser. Probiere anschließend das Wasser aus beiden Gläsern. Auf diese Weise wirst du erfahren, was es heißt, reines Wasser zu trinken.

Zudem ist es gut, daran zu denken, dass dein Körper regelmäßig mindestens zwei Liter Wasser pro Tag benötigt, um zu ersetzen, was du mit dem Urin, der Ausatmung und durch die Hautporen verlierst. Du kannst leider in diese zwei Liter nicht jenes Wasser mit einrechnen, das als Tee, Kaffee oder anderes Getränk verändert wurde. Sobald das Wasser nicht über das Schlüsselelement absoluter Reinheit verfügt, nämlich H_2O, impliziert dies, dass die Flüssigkeit durch das Verdauungssystem einsickert. Reines Wasser hingegen wird vom ganzen Körper aufgenommen.

Wir alle sind in der Lage, neue Gewohnheiten anzunehmen. Ist dir schon aufgefallen, mit welcher Leichtigkeit jemand, der sich für das Rauchen entschieden hat, stets daran denkt, seine Zigaretten mitzunehmen? Wie du siehst, erfordert es nichts weiter als eine Entscheidung. Warum also nicht den Entschluss fassen, in deinem eigenen Behältnis immer Wasser mitzuführen? Möglicherweise musst du in den ersten Wochen an sichtbaren Stellen einige Erinnerungshilfen anbringen, um daran zu denken. Ich versichere dir jedoch, dass diese gute Gewohnheit nur zu deinem Wohl ist.

Denke außerdem daran, dass wenn dein Körper Durst hat, kein anderes Getränk diesen Durst wirklich zu stillen vermag. Im Gegenteil – es verstärkt ihn nur! Wusstest du zum Beispiel, dass in einer Flasche Cola die Entsprechung von acht Teelöffeln Zucker enthalten ist? Und dass dein Körper für jede Tasse Kaffee, die du trinkst, das Doppelte an Wasser wieder ausscheidet? Das heißt also, wenn du vier Tassen Kaffee pro Tag trinkst, dann brauchst du vier Gläser Wasser zusätzlich – zusätzlich zu den empfohlenen zwei Litern täglich. Erwähnenswert ist auch, dass Bier dieselbe Wirkung hat.

Die fünf weiteren Nährstoffe werden nur kurz beschrieben, denn wie ihr wisst, ist es nicht das Ziel dieses Buches, euch beizubringen, wie man sich gut ernährt. Vielmehr soll es euch dabei unterstützen, euch anhand der Ernährungsweise selbst zu erkennen, statt euch zu kontrollieren.

Proteine: Sie sind nötig, um unsere Zellen aufzubauen, instand zu halten und zu reparieren. Sie fördern beispielsweise das Wachstum, Haarwuchs, Nägel etc. Nimmt man ein Protein auf, das in der Natur vorkommt – Hülsenfrüchte, Nüsse, Körner, Getreide ... –, kann es viel besser verarbeitet werden als ein tierisches Protein. Nährt man sich mit einem tierischen Protein, das von einem glücklichen Tier stammt, also einem Tier, das in der Natur aufgezogen wurde – im Unterschied zu einem Tier, das in dem, was ich „Tier-Konzentrationslager oder Tierfabrik" nenne, gezüchtet wurde –, macht das ebenfalls einen großen Unterschied aus.

Lipide: Ihre wichtigste Aufgabe besteht darin, dem Körper eine konzentrierte Energiequelle zuzuführen und eine Energiereserve im Fettgewebe zu bewahren. Lipide sind für die Gesundheit der Haut sehr wichtig.

Was den Körper angeht, so benötigt er insbesondere ungesättigte Fettsäuren, die pflanzlichen Ursprungs sind. Gesättigte Fettsäuren tierischen Ursprungs sind keine essenziellen Fettsäuren. Es sind Fette, die für unseren Körper erforderlich sind, die er jedoch nicht selbst produzieren kann.

Kohlenhydrate: Wir alle brauchen Kohlenhydrate, sie sind unsere Hauptenergiequelle. Dennoch kann das Gehirn sich nicht nur von Kohlenhydraten ernähren. Wir finden sie in Form von Zucker und Stärke wieder. Wir sollten uns jedoch an natürlichen Zucker und unmodifizierte Stärke halten.

Jene Kohlenhydrate, die der Körper am meisten benötigt, sollten natürlichem Zucker, wie er zum Beispiel in Obst enthalten ist, entstammen. Da Vitamin B nötig ist, um Kohlenhydrate in Energie umzuwandeln, führen wir unserem Körper, wenn wir raffinierten Zucker zu uns nehmen, der keinerlei Vitamin B enthält, nicht die Energie zu, die er braucht, sondern entziehen sie ihm stattdessen – und zwar, um diese unnützen Kohlenhydrate wieder auszuscheiden. Werden sie nicht beseitigt, werden sie im Körper eingelagert.

Ein natürlicher Zucker, der leicht verarbeitet werden kann und einen sehr niedrigen glykämischen Index aufweist, ist der Agavensirup. Das ist ein Extrakt aus Kakteensaft, der von den indianischen Stämmen Amerikas als der Nektar schlechthin bezeichnet wird.

* * *

In anderen Büchern und im Internet wirst du leicht Informationen über die sechs Nährstoffe finden. Dies kann dir helfen festzustellen, in welchem Ausmaß du deinem Körper Arbeit und Mühe abverlangst. Folgendes kannst du bereits konstatieren: Wenn du es deinem Körper schwer machst, das, was du isst und trinkst, zu verdauen, zu verarbeiten und auszuscheiden, dann bedeutet dies, dass du ebenso auch im täglichen Leben vorgehst – du verlangst zu viel von dir, du bringst dir selbst nicht genug Liebe entgegen, um dir das Leben zu erleichtern.

Das Kauen

Ein weiterer Faktor, den wir berücksichtigen müssen, ist das Kauen. Je mehr man kaut, desto mehr aktiviert man die Speicheldrüsen, die den Speichel absondern. Dieser hat folgende Funktionen:

* ⊛ Er reinigt den Mund;

- Er löst chemische Bestandteile der Nahrung auf, damit der Geschmack wahrnehmbar wird, und ermöglicht es so, den Genuss des Schmeckens zu verlängern;

- Er befeuchtet die Nahrung und unterstützt ihre Verdichtung in Form eines Bissens;

- Er enthält Enzyme, die die Verdauung von Fetten in Gang setzen, was die Arbeit des Magens unterstützt;

- Er reguliert den pH-Wert unseres Mundes und verhindert, dass unsere Zähne von Säure angegriffen werden, was ihren Zustand verbessert.

Wenn du regelrecht schlingst, dann verhinderst du diese Phase der Vorverdauung, und infolgedessen schadet es deiner Hauptverdauung. Folglich verzichtest du derart auf mehrere gute Nährstoffe, die jeder Mensch durch die Nahrung erhält. Findest du es nicht schade, gute Lebensmittel auszuwählen, die so natürlich wie möglich sind, und dann keinen maximalen Nutzen aus ihnen zu ziehen?

Ein weiterer Nutzen guten Kauens besteht darin, dass es dazu beiträgt, die Nährstoffe – vor allem die natürlichen – aus allen Nahrungsmitteln zutage zu fördern, und dies nicht nur in unserem physischen Körper, sondern auch in unserem emotionalen und mentalen Teil. Auf diese Weise ziehen wir optimalen Nutzen aus allen positiven Wirkungen des Kauens. Auf beiden Seiten des Mundes gut zu kauen hilft dir zudem dabei, das, was du isst, mit deinem weiblichen und männlichen Prinzip besser zu schmecken. Wenn du Nahrung aufnimmst und dir dabei bewusst machst, dass du auf drei Ebenen (körperlich, emotional und mental) energetisiert wirst und dass du darüber hinaus deinen weiblichen und deinen männlichen Aspekt nährst, stehen die Chancen gut, dass du mehr auf das achtest, was du hinunterschlingen willst, und so dazu beiträgst, dass du mehr auf die Nahrungsbedürfnisse deines Körpers hörst. Auch merkst du, dass die Nahrung sehr viel schmackhafter ist.

Langsam essen und schmecken

Gut zu kauen trägt unter anderem auch dazu bei, dass wir uns langsamer sättigen. Ich erfinde nichts, wenn ich behaupte, dass es wichtig ist, sich zum Essen Zeit zu nehmen. Das heißt im Übrigen nicht zwangsläufig, dass wir zwischen den einzelnen Bissen lange Pausen machen sollen. Was mich betrifft, so ist der beste Weg herauszufinden, ob ich langsam esse oder nicht, zu prüfen, ob ich das, was ich zu mir nehme, auch wirklich schmecke. Menschen, die wie ich im Allgemeinen sehr schnell sind, können nicht mit der gleichen Geschwindigkeit essen wie jene, die von Natur aus langsamer sind. Oft habe ich den Vorschlag gehört, zwischen den einzelnen Bissen Messer und Gabel hinzulegen. Letztendlich zählt jedoch, die Methode zu finden, die für dich die besten Ergebnisse erbringt.

Ich für meinen Teil kann sagen: Wenn ich mir die Zeit genommen habe, auf beiden Seiten des Mundes zu kauen und den Geschmack gut wahrgenommen, meine Geschmacksnerven gut eingesetzt habe, dann spüre ich, dass mein Körper zufrieden ist. Warum ist es so wichtig, zu schmecken? Damit du rechtzeitig mitbekommst, wann dein Körper satt ist. Allgemein ist es sehr viel schwieriger für die meisten von uns, den Punkt auszumachen, an dem wir nicht mehr hungrig sind. Hast du bemerkt, was geschieht, wenn du einen dicken Schnupfen hast und deine Nase verstopft ist? Es ist dir beinahe unmöglich, das, was du isst, wirklich zu schmecken und zu genießen. Du hast also den Eindruck, nicht satt zu sein, weiterhin Hunger zu haben, und zwar selbst dann, wenn du dich erst vor kaum einer halben Stunde vom Tisch erhoben hast.

Langsam essen heißt zudem nicht unbedingt, dass man ewig an einer Mahlzeit sitzen sollte. Einige reden unablässig beim Essen, anderen telefonieren, stehen dauernd auf, um sich mit anderen Dingen zu beschäftigen, lesen eine Zeitschrift oder ein Buch und sind so darin vertieft, dass sie darüber das Essen vergessen. Wenn du dich in dem einen oder anderen dieser Szenarien wiedererkennst, hast du gewiss bemerkt, dass du deine Nahrung nicht wirklich (oder nur sehr wenig) schmeckst! Selbst wenn die Mahlzeit eine beträchtliche Zeit in Anspruch genommen hat, hast du unter Umständen dennoch jeden Bissen sehr schnell heruntergeschluckt.

Denke daran: Die Tatsache, dass du beim Essen nichts schmeckst bzw. genießt, ist ein Hinweis darauf, dass du auch die Freuden des Lebens nicht genießt.

Dem eigenen Körper geben, was er braucht

Möglicherweise ernährst du dich ausschließlich von guten Nahrungsmitteln, aber gibst du deinem Körper auch das, was er braucht, und in dem Augenblick, wenn er es braucht?

Um dies herauszufinden, brauchst du dir nur ein paar Sekunden Zeit zu nehmen, bevor du trinkst oder isst, um dich zu fragen: BRAUCHE ICH DAS JETZT WIRKLICH? In der ersten Zeit wirst du fast sicher nicht angemessen darauf antworten können. Wir sind solche Spezialisten darin, uns alles Mögliche weizumachen, dass es sehr leicht ist, zu beteuern: *Ja, ja, ich habe jetzt wirklich Lust auf diesen Kuchen.*

Nehmen wir uns ein paar Augenblicke Zeit, um den Unterschied zwischen einem Bedürfnis und einem Wunsch zu verdeutlichen. Wir haben viel häufiger Verlangen nach etwas, das nicht wirklich unseren körperlichen Bedürfnissen entspricht, als dass wir auf etwas aus sind, das ihnen wirklich entspricht. Angenommen, du bist zu Hause und weißt, dass in einer Schublade köstliche Pralinen liegen. Schon allein der Gedanke an diese Pralinen lässt dir das Wasser im Mund zusammenlaufen. Es kann sein, dass du diese Pralinen brauchst. Um es herauszufinden, stelle dir folgende Frage: *Wenn sie nicht in der Schublade lägen, hätte ich dann an Schokolade gedacht?* Wenn du spontan mit JA antwortest und sogar bereit wärst, sie dir irgendwoher zu besorgen, dann ist es sehr wahrscheinlich, dass du sie wirklich brauchst.

Ein anderes Mittel, zu erkennen, ob dieses Verlangen auf einem Bedürfnis beruht, ist, mindestens eine halbe Stunde zu warten. Hast du es nach Ablauf der Zeit vergessen, dann war es nur etwas Vorübergehendes. Besteht der Gedanke jedoch weiter fort, ist es ein Zeichen dafür, dass du die betreffende Nahrung brauchst.

Ist dieses Bedürfnis aber körperlich oder psychisch? Um das herauszufinden, stelle vorab fest, ob du wirklich hungrig bist. **Denn das Verlangen zu essen und wirklich Hunger zu haben sind zwei verschiedene Dinge.** Falls du erst vor einer knappen Stunde vom Tisch aufgestanden bist, hast du keinen wirklichen Hunger. Lediglich die Lust auf Schokolade ist da, und es ist sehr wahrscheinlich, dass diese „Naschlust" ein psychisches Bedürfnis erfüllt, wie ein Bedürfnis nach Präsenz, nach Belohnung, Beruhigung, nach Anerkennung oder etwas anderem. Ist dies der Fall, dann isst du die Schokolade, obwohl dein physischer Körper sie eigentlich nicht braucht. Zumindest kannst du dankbar sein, dass dir dein psychisches augenblickliches Bedürfnis bewusst geworden ist. Du bist dir über Folgendes im Klaren: Wenn du Nahrung oder ein Getränk zu dir nimmst und dir dabei dessen bewusst bist, dass du in Wirklichkeit sehr wahrscheinlich etwas anderes brauchst, dann wird es dir leichter und schneller gelingen, damit aufzuhören. Allmählich findest du andere Wege, um dieses Bedürfnis zu erfüllen.

Verspürst du Hunger, dann zieht dein Körper auf seine Weise, dank verschiedener Geräusche und Empfindungen, die Aufmerksamkeit auf sich. In dem Maße, wie du aufmerksamer wirst, findest du schnell heraus, anhand welcher persönlichen Signale du bei dir echten Hunger erkennen kannst. Diese Signale unterscheiden sich von Mensch zu Mensch. Du brauchst dir keine Sorgen zu machen, ob du sie richtig erkennst; dein Körper ist so vollkommen, dass er genau weiß, wann er Hunger hat und was er braucht. Wenn du nur glaubst, Hunger zu haben, oder denkst, du hättest Hunger, weist dies darauf hin, dass du nicht wirklich hungrig bist. Es ist ein bisschen, als fragtest du jemanden, ob er Rückenschmerzen hat, und er antwortet: *Ich glaube, ja.* Bei einer solchen Antwort kannst du logisch folgern, dass der Betreffende nicht wirklich Schmerzen hat.

Vertraust du auf deinen Körper, dass er dir rechtzeitig Bescheid gibt, wenn es Zeit für die Ausscheidungen ist? Musst du ihn daran erinnern, wann du schwitzen sollst? Wie er eine Wunde heilt und vernarben lässt? So verhält es sich auch mit den anderen Körperfunktionen. Der Körper ist nämlich die ausgeklügeltste Maschine der Welt, und vor allem verfügt er über eine ihm eigene Intelligenz. Du brauchst also nicht für ihn den Moment anzugeben, wann er Hunger hat.

Wenn du sicher bist, Hunger zu haben, und um dich zu vergewissern, ob du deinen Körper mit dem, was er braucht, versorgst, sind folgende Fragen sehr nützlich:

- ✹ *Was sagen mir meine Geschmacksnerven?*
- ✹ *Etwas Heißes? Kaltes?*
- ✹ *Hartes? Weiches?*
- ✹ *Etwas Süßes? Nicht Süßes?*

Mit ein wenig Praxis wirst du angenehm überrascht sein, wie schnell diese Fragen gestellt und die Antworten gegeben werden können. Beispielsweise erhältst du vielleicht als Botschaft: etwas Heißes, Weiches, Nichtsüßes. Dementsprechend ist es leichter, eine bewusste, deinem Bedürfnis entsprechende Wahl zu treffen: ein Eintopf? Nudeln? Reis? Gekochtes Gemüse? … Die Entscheidung liegt bei dir.

Ich möchte deine Aufmerksamkeit auf die Tatsache lenken, dass es falsch ist zu meinen, du könntest, wenn du hungrig bist, einfach irgendetwas essen. Manche Eltern haben das ihren Kindern eingebläut, wenn diese sagten, sie hätten zwar Hunger, aber nicht das essen wollten, was Mama gekocht hatte. Hunger zu haben bedeutet, dass dein Körper einen oder mehrere Nährstoffe benötigt, die unerlässlich sind, damit er gut funktioniert. Gibst du ihm einen Nährstoff, den er nicht braucht, wird dein Körper weiterhin auf seiner Forderung beharren.

Wenn es dir zunächst schwer fällt, die oben beschriebene Übung durchzuführen, dann versuche es einfach, so gut du es vermagst. Ich versichere dir, dass es nach wenigen Tagen der Praxis zunehmend leichter wird, das, was dein Körper verlangt, zu hören und zu verstehen. Es ist normal, dass es dir schwer fällt, wenn du dir niemals zuvor die

Zeit genommen hast, mit deinem Körper zu prüfen, was er von dir verlangt, wenn er dir seinen Hunger signalisiert.

Alles Neue erfordert Zeit und eine gewisse Übung, um es zu erlernen. Kennst du viele, die sofort wussten, wie man Fahrrad oder Auto fährt, tanzt, kocht …, ohne es vorher mehrmals geübt zu haben? Es ist also sehr wichtig, dass du dir selbst gegenüber beharrlich und tolerant bist. So ersparst du dir viel Stress. Überdies geht es um dein eigenes Wohlbefinden.

Hungrig sein, aber nicht wissen, was man essen soll

Bei den Gelegenheiten, wenn du dich gar nicht für eine bestimmte Nahrung entscheiden kannst, selbst wenn du davon überzeugt bist, wirklich hungrig zu sein, mach dir klar, dass das im Leben so ist. Du weißt, dass du mehr benötigst, um in bestimmten Bereichen glücklich zu sein, doch du weißt nicht sofort, was du wirklich willst. Eine solche Situation erleben jene häufiger, denen es Schwierigkeiten bereitet, präzise Zielsetzungen, aufregende, begeisternde Ziele zu haben und festzulegen.

Passiert dir das, stelle dir folgende Frage: *Wären alle Umstände perfekt, stünden mir alle Zeit, Energie, Wissen und sogar das nötige Geld zur Verfügung, und würde darüber hinaus das, was ich wünsche und entscheide, niemanden stören – was würde ich dann JETZT wollen?* Lass die erste Antwort kommen, die aufsteigt – was nicht unbedingt heißt, dass dieser Wunsch sich sofort manifestiert. Doch zumindest wird dir irgendetwas bewusst, was dich Feuer und Flamme macht, dich begeistert. Du brauchst nur Handlungen in Gang zu bringen, die dich letztendlich dem Ziel zuführen, das du dir gesetzt hast.

Ein weiteres Mittel, um zu erkennen, was einem Bedürfnis entsprechen könnte, besteht darin, dass wir uns wieder in Erinnerung rufen, was wir uns in unserer Kindheit und Jugend erträumten, anders ausgedrückt: von dem wir damals glaubten, dass es uns später wirklich Freude machen würde. Diese nicht zum Ausdruck gebrachten Wünsche haben eine hohe Wahrscheinlichkeit, explizit Teil der Bedürfnisse deines Wesens zu sein. Wenn du mehr im Kontakt mit deinen wirklichen Bedürfnissen bist, dann ist es leichter, die Nahrung auszuwählen, die den Bedürfnissen deines Körpers entspricht.

Kapitel 4

Dich selbst anhand deiner Ernährung erkennen

Legst du das zugrunde, was bisher gesagt wurde, dann erkennst du das Ausmaß der Liebe, das du dir selbst entgegenbringst, indem du beobachtest, ob du deinem physischen Körper ausschließlich mit dem versorgst, was er braucht, und in dem Moment, wenn er es braucht.

Sich der Ernährung zu bedienen, um auf den Körper zu hören, ist eine schnelle und wirksame Methode, um zu erkennen, ob du auf deine ureigenen Bedürfnisse hörst oder nicht. Es ist also ein Unterschied, ob man auf den Körper oder auf die eigenen Bedürfnisse hört.

Auf deine Bedürfnisse zu hören heißt, zum Handeln übergehen, heißt, deinen drei Körpern das zu geben, was sie brauchen, indem du das zugrunde legst, was du durch Hören auf deinen Körper entdeckt hast.

Der physische Körper als greifbares Abbild unserer beiden subtilen Körper – des emotionalen und mentalen – ist das Hilfsmittel *par excellence,* das dem Menschen zur Verfügung steht, um herauszufinden, was er nicht sehen will oder was offenzulegen ihm auf emotionaler und mentaler Ebene schwerfällt.

Beispielsweise gelingt es einem zornigen Menschen unter Umständen, sich vollkommen zu kontrollieren wenn er sich weismacht alles sei in Ordnung. Vermag er allerdings darauf zu achten, wie er isst, so kann er sich anhand der Art, wie er sein Essen verschlingt oder hineinbeißt, gleichfalls bewusst machen, dass er voller Zorn is(s)t.

Jemand anders mag denken, er habe heute keine Schuldgefühle, während er unbewusst etwas isst oder trinkt, das mit seinem Schuldgefühl in Verbindung steht. Wenn du dich nämlich schuldig fühlst, weil du etwas Bestimmtes gegessen hast, dann solltest du diese Gelegenheit zu der Erkenntnis nutzen, dass echte Schuldgefühle weit über die Ernährung hinausgehen. Nimmst du dir die Zeit zu beobachten, was in den vorangegangenen Stunden geschehen ist, wirst du entdecken, dass du dich wegen irgendetwas anderem schuldig fühlst. Konsequenterweise kannst du an der Quelle des Problems arbeiten, und nicht nur auf der Ebene der Ernährung.

Wenn du daran zweifelst, dass diese Theorie fundiert ist und die drei Körper jeweils ein Abbild der anderen beiden Körper sind, dann ist es für dich schwieriger, die in diesem Buch vorgeschlagenen Methoden anzuwenden. Im Allgemeinen genügt eine dreimonatige Erprobung, um herauszufinden, ob eine Methode uns zusagt oder nicht. Gehörst du also zu denjenigen, die Zweifel haben, warum probierst du es dann nicht einfach einmal aus? Wer weiß? Du könntest ausgezeichnete Ergebnisse erzielen! Wenn die Methoden sich nicht für dich eignen, dann hat es alles in allem nur drei Monate gedauert, dies festzustellen.

Ein tägliches Ernährungsprotokoll führen

Mein Vorschlag ist, dass du dir in den kommenden drei Monaten am Ende jedes Tages fünf bis fünfzehn Minuten Zeit nimmst, um das, was du im Lauf des Tages zu dir genommen hast, in ein tägliches Ernährungsprotokoll einzutragen. Am Ende dieses Buches findest du die Vorlage für ein solches Protokoll. Du kannst sie auch auf der Webseite www.windpferd.de/ernaehrungsprotokoll zum Ausdrucken herunterladen.

Als Lernunterstützung hilft dir dieses Protokoll dabei, einen täglichen Rückblick zu erstellen. Du gehst also von dem Moment an, da du mit dem Aufschreiben beginnst, zurück bis zum Zeitpunkt des Aufstehens. Es geht hier nicht darum, jedes Detail einer Mahlzeit aufzulisten – zum Beispiel alle Zutaten eines Salats – oder um das Zählen der Kalorien, sondern vielmehr darum, insgesamt herauszufinden, ob du deinem Körper das zukommen lässt, was er braucht, und zu erkennen, was dich zum Essen oder Trinken motiviert.

Als Unterstützung für dich auf der nächsten Seite das Beispiel von Rita, einer verheirateten Frau, die allein mit ihren zwei kleinen Kindern lebt und Vollzeit in einem Büro arbeitet.

Anschließend schreibst du die Anzahl der Gläser Wasser auf, die du tagsüber getrunken hast. Denk daran, dass der Körper zwei Liter benötigt, also dementsprechend etwa acht Gläser à 250 ml täglich. Als Anhaltspunkt: Ein normales Glas fasst ungefähr 375 ml.

Sind die beiden ersten Spalten ausgefüllt, gehst du zur dritten Spalte über, um zu prüfen, ob du Hunger hattest oder nicht und was dich veranlasst hat, zu essen oder zu trinken.

Im Verlauf dieser Übung können sich folgende Situationen ergeben:

⊛ Du hast Hunger und isst nur das, worauf du wirklich Lust hast.

⊛ Du hast Hunger und isst irgendetwas, ohne zu prüfen, was du brauchst.

Uhrzeit	Feste und flüssige Nahrung
21.00 Uhr	2 Kekse 1 Glas Milch
18.30 Uhr	1 Teller Suppe 1 Scheibe Brot Hühnchen und Soße 3 Kartoffeln noch 1 Scheibe Brot 2 Kugeln Eis Tee
17.30 Uhr	2 Bier kleine Handvoll Erdnüsse
15.00 Uhr	2 Kaffee
12.30 Uhr	1 Hamburger Pommes Frites (große Portion) 1 Limo 1 Apfelcroissant Kaffee
11.00 Uhr	Kaffee 2 Kekse
10.00 Uhr	Kaffee
7.30 Uhr	2 Scheiben Toast mit Marmelade 2 Kaffee

* Du hast Hunger und isst zu viel.
* Du hast nicht wirklich Hunger und isst aus einem anderen Grund – siehe weiter unten.

Erste Stufe, du setzt ein Häkchen an der Stelle „Hunger" oder „keinen Hunger". Ebenso verfährst du mit der dritten Spalte, die den Titel trägt „gemäß Bedürfnis gegessen". Zur Erinnerung: **Um zu erkennen, ob du wirklich auf dein Bedürfnis gehört hast, ist es wichtig, dass du dich vorab gefragt hast, ob du Hunger auf Heißes oder Kaltes, Hartes oder Weiches, Süßes oder Nichtsüßes hattest.** War es ganz klar das, was du in diesem Augenblick wolltest? Verspürst du zum Beispiel im Lauf des Tages allmählich Hunger, und die Vorstellung, eine leckere Gemüsesuppe zu essen, lässt dir das Wasser im Mund zusammenlaufen, dann steht fest, dass dein Körper genau das auch braucht. Bist du hingegen im Moment des Essens noch unentschlossen, solltest du dir die oben empfohlenen Fragen stellen.

Ich erinnere dich auch an Folgendes: Wenn du dich fragst, ob du hungrig bist, und es dann nicht weißt oder die Antwort auf sich warten lässt, dann ist dies ein recht offensichtliches Zeichen dafür, dass du keinen Hunger hast. Es ist, als fragtest du dich selbst: *Will ich X heiraten?* – und die Antwort ließe auf sich warten … Angesichts eines solchen Zögerns wäre es gewiss vorteilhaft für dich, dir über deine Gefühle klar zu werden und dich zu fragen, ob du wirklich bereit bist zu heiraten.

Sechs weitere Beweggründe, etwas zu essen oder zu trinken

Die verschiedenen Beweggründe sind: aus Prinzip, aus Gewohnheit, aufgrund von Gefühlszuständen, aus Naschhaftigkeit, um dich zu belohnen oder aus Faulheit. Insgesamt gibt es sieben verschiedene Beweggründe (einschließlich des Hungers), die uns dazu bringen, zu essen.

Du handelst um des *Prinzips* willen, wenn du isst oder trinkst und dabei von deiner Vorstellung von dem, was gut oder schlecht ist, oder von Angst beeinflusst wirst. In dieser Kategorie ergeben sich folgende Situationen:

⊛ Angst vor Verschwendung. Etwas Beliebiges essen oder trinken, bevor es verdirbt oder das Verfallsdatum abläuft. Eher den Teller aufessen, als Reste wegwerfen. Sogar den Teller anderer leer essen. Das, was am Gastgebertisch angeboten wird, ganz aufessen, zum Beispiel das Brot, die Vorspeise und den Nachtisch, weil es in der Mahlzeit inbegriffen ist. Das Billigste wählen, sei es im Restaurant oder auf dem Markt, selbst wenn es nicht das ist, was man haben will. Auf etwas verzichten, weil der Preis zu hoch ist, obwohl man es sich finanziell erlauben könnte.

⊛ Angst, Missfallen zu erregen. Unfähigkeit, nein zu sagen gegenüber jemandem, der uns etwas zu essen oder zu trinken anbietet, obwohl es nicht unserer anfänglichen Absicht entspricht.

⊛ Angst, zu äußern, dass man eine bestimmte Speise nicht mag, nachdem man sie probiert hat.

⊛ Angst vor Beurteilung. Es wie die anderen machen, aus Furcht, was sie über einen denken oder sagen werden.

- ⊛ Angst vor Folgen. Aus Pflichtgefühl essen, ohne Freude, nur, um den Körper zu ernähren.

Gewohnheit motiviert dich in folgenden Situationen:

- ⊛ Du isst häufig oder immer dasselbe. Zum Beispiel: Zwei Scheiben Toast mit Erdnussbutter zum Frühstück oder zwei in Kaffee getunkte Croissants.

- ⊛ Du isst oft oder immer zur selben Zeit.

- ⊛ Du tust etwas so, wie du es von Kindheit an gelernt hast; zum Beispiel dreimal täglich essen, niemals das Frühstück auslassen etc.

- ⊛ Du zögerst oder lehnst es ab, eine neue Speise zu probieren, weil du sie noch nie zuvor gegessen hast.

Du wirst in folgenden Fällen von *Gefühlszuständen* motiviert:

- ⊛ Du weißt, dass du eigentlich nicht hungrig bist, doch etwas in deinem Inneren treibt dich dazu, dennoch etwas zu essen oder zu trinken.

- ⊛ Du fragst dich, *was könnte ich denn bloß essen,* ohne zu wissen, für welche Nahrung du dich entscheiden sollst, weißt aber, dass weder Prinzip noch Gewohnheit diesen Wunsch motivieren.

- ⊛ Du empfindest Zorn, Frustration, Schmerz, Einsamkeit, und du isst oder trinkst, weil du dich nicht in oder an irgendetwas abreagieren kannst.

Naschsucht motiviert dich, wenn du von einem oder mehreren deiner fünf Sinne beeinflusst wirst:

- ⊛ Du isst oder trinkst, weil es gut riecht.

- ⊛ Du kannst nicht aufhören, weil es so gut schmeckt.

- Irgendeine Speise übt Anziehungskraft auf dich aus, nachdem du sie gesehen hast, während du noch einige Minuten zuvor gar nicht daran gedacht hast.

- Du kannst es nicht lassen, dich an Gerichten, die dir vor Augen kommen, zu bedienen.

- Du willst dasselbe essen wie die Person neben dir.

- Du fühlst dich von etwas Essbarem angezogen, nachdem du es berührt oder gerochen hast – du liebst seine Beschaffenheit oder seinen Geruch –, wie zum Beispiel Popcorn im Kino.

- Du lässt dich von dem beeinflussen, was du hörst, zum Beispiel von der lobenden Beschreibung einer Speise durch den Kellner des Restaurants.

 In folgenden Situationen wirst du vom Bedürfnis nach *Belohnung* motiviert:

- Du hast gerade eine Aufgabe erledigt, auf die du stolz bist, und dies bringt dich dazu, etwas zu essen oder zu trinken, obwohl du sehr wohl weißt, dass es in diesem Augenblick nicht nötig ist.

- Du hast deine Grenzen überschritten, hast unablässig gearbeitet, ohne dir eine Pause zu gönnen, und glaubst, dass es dir Entspannung verschafft, etwas zu essen.

- Du fühlst dich frustriert, weil niemand dir Komplimente macht, und isst einfach irgendetwas. (Diese Situation findet sich unter Umständen auch in der Spalte der Gefühle.)

Faulheit motiviert dich in folgenden Fällen:

⊛ Du akzeptierst lieber das, was jemand anders beschlossen hat zu kochen, statt selbst etwas zubereiten zu müssen.

⊛ Wenn du allein bist, wählst du eine Speise, die überhaupt keine Vorbereitung erfordert.

⊛ Du isst lieber gar nichts, statt dir selbst etwas zuzubereiten.

⊛ Du kaufst am Ende des Arbeitstages ein Fertig- oder Tiefkühlgericht für die nächste Mahlzeit.

Ich erinnere dich daran, dass du ein Getränk aus mehreren in obigen sechs Beweggründen enthaltenen Gründen trinken kannst, auch wenn dort nur der Begriff „essen" aufgeführt ist. In dem Moment, wenn du dich fragst, *was könnte ich denn trinken?*, ist es wichtig, im Sinn zu behalten, dass der Körper grundsätzlich nur Wasser benötigt. Jedes Mal, wenn du etwas anderes trinkst, musst du es daher in eine der sechs Spalten eintragen.

Es kann auch sein, dass du für eine Speise mehr als eine der sechs Spalten ankreuzen musst, zum Beispiel, Bonbons wegen eines Gefühlszustands und als Belohnung essen.

Die Verbindung zwischen Tagesereignissen und dem Beweggrund

In der Spalte VERBINDUNG kannst du aufschreiben, ob sich in den Stunden oder Minuten, bevor du etwas gegessen oder getrunken hast, was du nicht wirklich brauchtest, etwas Besonderes ereignet hat.

Kommen wir auf die weiter oben aufgeführte Darstellung zurück, die Liste von Rita. Man kann davon ausgehen, dass mehrere Tassen Kaffee mit dem Stress an ihrem Arbeitsplatz zusammenhängen und dass sie außerdem keine Lust hatte, an jenem Tag zur Arbeit zu gehen. Mittags musste sie etwas Dringendes für ihre Mutter erledigen und fand sich aus Zeitmangel bei McDonald's wieder. Später half ihr das Bier, das sie nach Arbeitsschluss in Begleitung einer Freundin trank, sich zu entspannen und sich zu belohnen, denn wegen familiären Stresses fürchtete sie sich vor der Rückkehr nach Hause. Die Kekse am Abend sollen ein Trost sein, auf den sie häufig zurückgreift, weil er sie an eine Süße ihrer Kindheit erinnert. Ihre Mutter gab ihr nämlich häufig als Imbiss vor dem Zubettgehen ein Glas Milch mit Keksen. Außerdem sind die beiden Scheiben Toast am Morgen seit mehreren Jahren Teil ihres traditionellen Frühstücks. Was ihre Abendmahlzeit angeht, so ist es durchaus möglich, dass Rita sie aus echtem Hunger heraus einnahm. Hingegen könnte es sein, dass der Nachtisch eine Gewohnheit ist, wenn sie ihn nach jeder Mahlzeit isst – oder auch Naschsucht oder Belohnung.

Nachdem du dein tägliches Ernährungsprotokoll ausgefüllt hast – am besten am Ende des Tages, oder auch nach jeder Mahlzeit, wenn dir das mehr liegt, aber nicht mehrere Tage später (denn dann besteht die Gefahr, dass du wichtige Angaben vergisst) –, findest du es sicherlich interessant, am Ende der Woche alle Ergebnisse zusammenzutragen. Du zählst alle Spalten zusammen, um zu sehen, was für dich in der betreffenden Woche am markantesten war. Zudem überprüfst du, wie oft du aus *Hunger* gegessen hast. Auf diese Weise erhältst du die Gelegenheit herauszufinden, in welchem Maß oder zu welchem Prozentsatz du auf deine wahren Bedürfnisse hörst und wann du es tust.

Interpretation der fünf Beweggründe

Im Folgenden sehen wir, wie dieses Ergebnis zu interpretieren ist.

AUS PRINZIP ODER GEWOHNHEIT ES-SEN bedeutet, dass du dich allgemein **zu sehr von deinen Annahmen kontrollieren oder manipulieren lässt.** Diese Annahmen entspringen hauptsächlich deiner Erziehung und dem, was du in der Kindheit und Jugend gelernt hast. Die Vergangenheit bestimmt also dein Leben. Es gibt mehrere Ängste, die dich daran hindern, auf deine Intuition, deine wahren Bedürfnisse zu hören. Infolgedessen dürftest du bestimmt viele interessante Gelegenheiten versäumen. Zudem ist es sehr wahrscheinlich, dass du zu jenen gehörst, die sich gegen neue Ideen oder Vorschläge anderer wehren.

Kurz gesagt: Jemand, der sich nicht die Zeit nimmt, sich zu fragen, ob er hungrig ist, und aus Prinzip oder aus Gewohnheit isst, lässt sich von der Vorstellung von gut/ böse, allgemein anerkannt/nicht anerkannt, korrekt oder nicht korrekt leiten. Sein Ego kontrolliert also seinen Magen. Ein solcher Mensch hat auch Schwierigkeiten, sich Genuss zuzugestehen oder die Freuden des Lebens zu genießen, weil er meint, dies sei schlecht, solange die Arbeit noch nicht erledigt ist. Unter Umständen glaubt er auch, der Genuss der anderen habe Vorrang vor seinem eigenen. Ein solcher Mensch kauft in einem Geschäft häufig etwas nach dem Preis und nicht, weil er es wirklich haben will.

AUS EINEM GEFÜHLSZUSTAND HERAUS ESSEN bedeutet, dass du – bewusst oder nicht – sehr viel mehr Gefühle durchlebst, als du zugeben willst. Du gehörst zu denen, die versuchen, sich von ihrem „Fühlen" abzukapseln. Möglicherweise empfindest du Zorn, Frustration, Enttäuschung, Schmerz oder Einsamkeit etc., aber du versuchst dein Möglichstes, um nicht zu sehr in die Tiefe dieser Gefühle vorzudringen und den damit einhergehenden Schmerz nicht zu sehr zu spüren. Dies ist ein Mittel, das manche anwenden, weil sie glauben, auf diese Weise weniger leiden zu müssen. Wenn du emotionale Zustände durchmachst, impliziert dies, dass du viele Erwartungen hast – es ist wichtig, dass du dir dies in Erinnerung rufst. **Du nimmst vorweg, dass die anderen dir ihre Liebe oder ihre Zuneigung zeigen, und zwar so, wie du es gerne hättest.** Da jedoch niemand für das Glück anderer verantwortlich ist, versuchst du jedes Mal, wenn deine Erwartungen nicht erfüllt werden, die innere Leere mit Nahrung zu füllen. A priori durchleben wir häufig Gefühlszustände, wenn wir LIEBEN und GEFALLEN verwechseln.

AUS NASCHSUCHT ESSEN bedeutet, dass Sinneswahrnehmungen in deiner Psyche den Eindruck hervorrufen, du seist unbefriedigt, und dass du dich in deinem Leben im Allgemeinen von deinen Sinneswahrnehmungen beeinflussen lässt, das heißt von dem, was du siehst, hörst und was du bei anderen spürst. Größtenteils liegt dies daran, dass du meinst, für das Glück der anderen zuständig zu sein. Du fühlst dich sicherlich häufig verpflichtet, etwas für Menschen zu tun, die in Schwierigkeiten sind. Du solltest wissen, dass Menschen, die sich für das Glück oder Unglück anderer verantwortlich fühlen, häufig Schuldgefühle haben, und diese Schuldgefühle spiegeln sich in ihrem Essverhalten wider, und zwar in genau dem Ausmaß, in dem sie sich anderen gegenüber schuldig fühlen. Überdies ist es sehr wahrscheinlich, dass du Schwierigkeiten hast, diejenigen, die du liebst, ihre eigenen Entscheidungen treffen zu lassen, insbesondere solche, mit denen du nicht einverstanden bist. **Dein Glück hängt vom Glück anderer ab, und dies erzeugt einen Mangelzustand, den du durch Nahrung ausgleichen willst,** statt zu lernen, dein Herz zu füllen, indem zu auf deine wahren Bedürfnisse eingehst.

ESSEN, UM DICH ZU BELOHNEN, bedeutet, dass du zu jenen Menschen gehörst, die viel von sich fordern – häufig über die eigenen Grenzen hinaus. **Möglicherweise bist du perfektionistisch veranlagt und erwartest, dass du etwas Außergewöhnliches tust oder realisierst, bevor du dich belohnst.** Wahrscheinlich erwartest du häufig, dass die anderen dir Anerkennung zollen, dich beglückwünschen oder dir Komplimente machen. Da niemand auf dieser Erde das Mandat innehat, das Glück anderer zu gewährleisten, sind die meisten von uns enttäuscht oder empfinden sogar Verbitterung, wenn ihre Erwartungen nicht erfüllt werden.

AUS FAULHEIT ESSEN bedeutet, dass du wahrscheinlich abhängiger von anderen bist, als du glaubst. Beim Zusammensein mit Personen, die dir nahe stehen, bist du vermutlich ein anderer Mensch als in jenen Momenten, in denen du allein bist. Du richtest dich nach ihren Entscheidungen. Dies bedeutet, dass du dich selbst für nicht wichtig genug hältst. „Die Anwesenheit anderer vermittelt dir ein – wenn auch falsches – Gefühl der Wichtigkeit. **Du glaubst nicht genug an deinen persönlichen Wert, um dir die Zeit zu nehmen, auf deine Bedürfnisse zu hören.** Es kann auch sein, dass du, wenn jemand anderes etwas Gutes zum Essen zubereitet, den Eindruck hast, eine gewisse Form der Mutterliebe zu erhalten, was dir dieses Glück oder diesen Mangel in Erinnerung ruft.

* * *

Wenn du beim Ausfüllen des Ernährungsprotokolls entdeckst, dass du nicht genügend auf deine Bedürfnisse gehört hast, dann achte darauf, nicht in Schuldgefühle zu verfallen. Das Hauptziel dieser Übung besteht darin, dich besser kennenzulernen, und nicht darin, deinem Leben noch weiteren Stress hinzuzufügen. In den beiden letzten Kapiteln wirst du lernen, wie du die Einstellung entwickelst, diese Erfahrung zu durchleben, indem du sie annimmst.

 ## Zwanghaftes Essen

Ich habe keine spezielle Stelle im Ernährungsprotokoll erwähnt, wo du aufzeichnen kannst, ob du manchmal aus einem ZWANG heraus isst oder trinkst. Um dir dies besser zu verdeutlichen: Diesen Begriff benutze ich, wenn eine Person so lange feste oder flüssige Nahrung zu sich nimmt, bis sie nicht mehr weiß, wann sie aufhören soll, bzw. dazu nicht mehr in der Lage ist. Sie beginnt zunächst, weil sie hungrig ist oder aus einem ganz anderen Grund, wie aus einem Gefühlszustand heraus, und plötzlich kann sie nicht mehr aufhören oder weiß nicht wie. Beispielsweise macht sie sich über den Inhalt einer ganzen Packung Eis her oder über eine Tüte Chips oder eine ganze Schachtel Pralinen. Jemand anders hat wiederum Lust, Spaghetti zu essen, und wählt eine Portion, die normalerweise ausreichend wäre, nimmt sich aber, ohne dass es ihm bewusst wäre, immer wieder nach. Aus Hunger hat man begonnen, sich zu sättigen, und anschließend wurde aus dem

Hunger Zwang. Diese Haltung ist sehr häufig beim Dessert: Die betreffende Person hat meistens keinen Hunger mehr, verschlingt aber dennoch mehrere Portionen.

Dieses Verhalten ist ein Hinweis auf einen sehr großen Mangel an Selbstwertgefühl und Liebe zu sich selbst. Wenn du dich manchmal bei einem solchen Verhalten ertappst, ist es wichtig, dass du dich – sobald es dir bewusst ist – fragst, was du in den letzten Stunden erlebt hast, das dich dazu veranlasst, dich so zu verachten. Es ist, als sei dein Herz so leer von Liebe zu dir selbst, dass du versuchst, es mit Essen zu füllen, und du erkennst: Selbst wenn du deinen Magen bis zum Geht-nicht-mehr füllst, fühlt sich dein Herz immer noch genauso leer. Und dabei braucht dein Herz nichts weiter, als dass du dir selbst einige ehrlich empfundene Komplimente machst und alles, was in dir und außerhalb von dir schön und gut ist, anerkennst.

Am meisten zu solch zwanghaften Verhalten neigen diejenigen, die sich systematisch ablehnen und sich selbst gegenüber viel zu fordernd sind. Nichts ist jemals perfekt genug für ihren Geschmack. Zudem ist ihr Grad an Selbstliebe so niedrig, dass sie davon überzeugt sind, niemand könne sie für das lieben, was sie sind. Sie sind folglich ewig unzufrieden, was auch immer die anderen sagen oder für sie tun.

Wenn du beim Ausfüllen deines Ernährungsprotokolls merkst, dass du aus Zwang gehandelt hast, ist es wichtig, das in der Spalte VERBINDUNG aufzuschreiben.

Rückblick

Diese Spalte, in der du alle Verbindungen notierst, die du zwischen den Ereignissen des Tages und deiner Ernährungsweise herzustellen vermagst, ist sehr wichtig. Sie ermöglicht dir nämlich einen sehr viel tiefer gehenden Rückblick. Das heißt nicht, dass du alles nur nach und nach umstellen sollst, im Gegenteil: Die Tatsache, dass es dir schnell bewusst ist, ermöglicht es dir, Berichtigungen an deiner Lebensweise vorzunehmen. Solche Berichtigungen treten sehr häufig auf, ohne dass du es bemerkst.

Wenn du merkst, dass du die meisten Nahrungsmittel oder Getränke nicht aus echtem Hunger verzehrt hast, dann weißt du, dass du nicht Herr deiner selbst warst, dass du nicht auf deine wahren Bedürfnisse gehört und dir selbst nicht genügend Liebe entgegengebracht hast. Diese Feststellung weist darauf hin, dass du wohl versucht hast, im Lauf des Tages dich oder jemand anderen zu kontrollieren, und dass du parallel dazu die Kontrolle in der Ernährung verloren hast. Wenn du an das erste Kapitel dieses Buches anknüpfst, wirst du eine Verbindung zu einer deiner Wunden herstellen können, die aktiviert wurde und dich dazu veranlasst hat, derart zu reagieren. Die automatische Phase, die auf diese Reaktion folgt, besteht darin, in die Kontrolle zu verfallen, was uns daran hindert, Herr unserer selbst zu sein.

Kommen wir wieder auf das oben erwähnte Beispiel von Rita zurück. Wenn sie aufschreibt, sie habe über den Tag verteilt mehrere Tassen Kaffee getrunken und bemerkt, dass sie an diesem Tag keine Lust hatte zu arbeiten, hilft ihr das unter Umständen zu erkennen, dass ihre Arbeit nicht mehr besonders anregend für sie ist und dass sie Herausforderungen vermisst, da sie die Arbeit schon in- und auswendig kennt. Selbst wenn sie am Abend, wenn sie das Ernährungsprotokoll schreibt, keine Entscheidung trifft, so ist sie doch schon dabei, eine Lösung zu suchen. Soll sie versuchen, eine andere Arbeit zu finden? Soll sie ihren Vorgesetzten ansprechen, um ihm diesen Eindruck und ihren Mangel an Motivation mitzuteilen, damit sie zusammen prüfen können, ob eine andere Aufgabe sie mehr motiviert? Ist es erforderlich, dass sie sich eine äußere Anregung sucht, zum Beispiel ein Hobby oder eine aufregende Sportart?

Möglicherweise erkennt sie auch, dass es ihre Wunde durch Ungerechtigkeit ist, die sie bisher daran gehindert hat, sich ihrer Unzufriedenheit am Arbeitsplatz bewusst zu werden, aus Angst, eine schlechte Entscheidung zu treffen. Oder ihre Wunde des Verlassenwerdens, die sie zu der Annahme verleitet, dass der Vater ihrer Kinder sehr enttäuscht wäre, wenn sie diese Arbeit aufgäbe, obwohl sie gut bezahlt ist.

Wie du siehst, ist das sukzessive Eintragen sehr hilfreich, um die Dinge so zu sehen, wie sie sind, und sie in die richtige Perspektive zu rücken. Nach und nach wird es mithilfe der Hinweise, die wir Tag für Tag entdecken, sehr viel leichter, unsere wahren Bedürfnisse zu erkennen und mehr auf sie zu hören.

Ich rufe dir in Erinnerung, wie wichtig es ist, diese Ernährungsaufzeichnungen am Ende jedes Tages zu machen und nach Ablauf einer Woche eine Bilanz zu erstellen. Das ist der Weg schlechthin, um dieses Hilfsmittel zu nutzen. Darum ist es besser, jeweils eine komplette Woche beidseitig auf ein Blatt zu schreiben. Die Bilanz wird dir helfen, dich wirklich zu erkennen. Jeden Tag, wenn du dein Protokoll ausfüllst, werden dir sicherlich mehrere Aspekte deiner selbst bewusst – Aspekte, die du ohne die Hilfe dieser Aufzeichnungen nur schwerlich herausgefunden hättest.

Am Ende einer Woche wird dir bewusster geworden sein, was augenblicklich dein Leben stark beeinflusst, da du siehst, was dich am meisten zum Essen verleitet, wenn du nicht auf deine Bedürfnisse hörst. Insbesondere am Anfang solltest du daran denken zu prüfen, welche Wunden am meisten aktiviert wurden. Dies kannst du mithilfe der Beispiele der Kontrollarten tun, die im ersten Kapitel dieses Buches dargestellt wurden.

Du wirst sehen, dass du dich manchmal selbst kontrollierst, manchmal möchtest du die anderen kontrollieren, dann wiederum lässt du andere dich kontrollieren. Diese drei Arten der Kontrolle weisen darauf hin, dass du die dir innewohnende Macht, dein Leben schöpferisch zu gestalten, nicht beherrschst. Stattdessen versuchst du, Macht über andere auszuüben, oder du lässt zu, dass andere dir deine Macht wegnehmen.

Allmählich, indem du immer mehr Verbindungen zwischen deiner Ernährungsweise und der dahinter stehenden Kontrolle herstellst, erkennst du leichter, was sich darin verbirgt – jedes Mal, wenn du aus Prinzip, aus Gewohnheit, wegen eines Gefühls, aus Naschsucht, um dich zu belohnen oder aus Faulheit isst.

Wenn du nach einer Woche merkst, dass du viel häufiger aus Hunger gegessen hast, dann wirst du froh feststellen, dass du besser auf deinen Körper gehört hast. Du erkennst dann, dass die Wunden weniger aktiv waren, dass du mehr du selbst warst, ein Zeichen dafür, dass du dir selbst mehr Liebe entgegenbringst und dich mehr akzeptierst.

Die ersten zwei oder drei Wochen werden besonders mühsam sein, speziell wenn du Schwierigkeiten hast, eine gewisse Disziplin einzuhalten. Dass du dieses Buch liest, zeigt jedoch, dass du bereit bist, dich auf neue Erfahrungen einzulassen. Finde ein Mittel, dich zu motivieren und das Ernährungsprotokoll jeden Tag auszufüllen. Zum Beispiel die Freude darüber, wieder mehr Herr über das eigene Leben zu sein. Oder auch, deine Gesundheit oder dein Idealgewicht wiederzuerlangen. Du kannst dir auch am Ende der Woche eine Belohnung geben, nachdem du dein Protokoll vervollständigt hast, zum Beispiel, indem du etwas Bestimmtes isst oder trinkst, dir etwas kaufst, was du nicht brauchst, ausgehst – und das nur zu deinem eigenen Vergnügen. Welche Belohnung auch immer es ist, sei dir bewusst, dass du sie verdienst, und nimm dir Zeit, sie richtig zu genießen. Ich möchte klarstellen, dass alles, was du OHNE SCHULDGEFÜHLE UND MIT LIEBE isst, dir keinen Schaden zufügt. Es könnte sogar genau das Gegenteil geschehen …

Außerdem wäre es eine gute Idee, einen Zettel oder eine andere Markierung aufzuhängen, der dich daran erinnert, das Protokoll auszufüllen. Nach zwei oder drei Wochen wird es zur Gewohnheit, und dann ist es sehr viel leichter. Und vor allem wirst du so begeistert sein von dem, was du über dich herausfindest, dass du immer mehr Lust hast, die Erfahrung fortzuführen.

Diese Gewohnheit solltest du also mindestens drei Monate lang aufrechterhalten, um eine klare und genaue Vorstellung davon zu erhalten, was in deinem tiefsten Inneren vor sich geht. Anschließend kannst du einige Monate lang aufhören, doch es wäre dennoch sehr empfehlenswert, bald darauf wieder anzufangen. Zum Beispiel drei Monate lang Ernährungsprotokoll, drei Monate lang Pause, dann wieder drei Monate Protokoll und drei Monate Pause und immer so weiter. Dadurch wirst du feststellen können, ob du in der Lage bist, dir weiterhin die richtigen Fragen zu stellen, nämlich ob du WIRKLICH HUNGER hast und was dein Körper braucht, ohne dass du dir dies jeden Abend beim Ausfüllen des Protokolls wieder in Erinnerung rufen musst.

Zum Abschluss dieses Kapitels ein letzter Vorschlag, der Rauchern helfen kann, sich selbst besser zu erkennen: Falls du rauchst, notiere zusätzlich in deinem Protokoll, was dich zum Rauchen motiviert. Mir hat einmal jemand gesagt, er hätte durch diese Übung weitere Aspekte seiner selbst entdeckt.

Am Ende des Tages alles auf diese Weise aufzuschreiben, trägt enorm dazu bei, dass wir lernen, uns selbst anzunehmen. Das Geheimnis liegt darin, alles aufzuschreiben, ohne es im Geringsten zu werten, und uns dabei daran zu erinnern, dass wir uns lediglich besser kennenlernen wollen.

Kapitel 5

Ernährung und Gewicht

Hältst du es für möglich, dass etwas ganz anderes als die Ernährung die Ursache für Übergewicht sein könnte? Nun: Ja, das ist möglich. Dieses Kapitel soll dich dabei unterstützen zu erkennen, wie die innere Einstellung eines Menschen die Auswahl der Nahrungsmittel beeinflusst, die bestimmen, ob man zunimmt oder nicht.

Gewiss hast du bemerkt, dass von den Menschen in deiner Umgebung einige essen, was sie wollen und wann sie wollen, und dabei trotzdem Jahr für Jahr dasselbe Gewicht halten. Vielleicht hast du auch andere beobachtet, die sofort zunehmen, sobald sie sich eine kleine „Essenssünde" erlauben. Manche mögen sagen: *Ja, aber das liegt an ihren Genen.* Darauf würde ich antworten: *Kann es sein, dass die Gene, die vor der Geburt ausgewählt wurden, mit dem Lebensplan dieser Menschen verknüpft sind?*

Seit 1981, dem Jahr, in dem mir die Verbindung zwischen innerer Einstellung und Gewicht auffiel, habe ich diesen Zusammenhang bei Tausenden Menschen beobachten können. Nun, da ich dieses Buch schreibe, prüfe ich bereits seit achtundzwanzig Jahren, ob diese Schlussfolgerung stimmt, und ich werde es niemals müde, neue Gegebenheiten zu beobachten und zu entdecken. Ich bin froh festzustellen, dass wir seit einigen Jahren zunehmend von dieser Verbindung zwischen der inneren Einstellung und dem Gewicht hören, und zwar von Seiten der Mediziner, Ernährungswissenschaftler, Psychologen usw.

Ich möchte nicht behaupten, die Ernährung habe nichts mit dem Problem der übermäßigen Leibesfülle zu tun. Es stimmt: Wenn wir nicht wir selbst sind, dann hören wir nicht auf die Bedürfnisse unseres Körpers und neigen dazu, ihm Nahrung zu geben, die er nicht braucht und die er dann „speichern" muss. Insbesondere ist es das Ziel dieses Kapitels, dass wir uns dessen bewusst werden, welchen Einfluss die innere Haltung auf Gewichtsprobleme hat.

Was ist also die Einstellung, die das Gewicht eines Menschen so sehr beeinflusst? Zunächst ist es geboten, die Tatsache zu akzeptieren, dass wir alle ein natürliches biologisches Gewicht haben, das für uns angemessen ist. Die Versicherungsgesellschaften waren die ersten, die eine Skala des Idealgewichts erstellt haben, die man zugrunde legen kann, um herauszufinden, ob jemand übergewichtig ist oder nicht. Diese Skala wird inzwischen von allen genutzt, die sich für das Körpergewicht interessieren. Ich pflichte dem insofern bei, als es eine große Anzahl von Leuten gibt, die ihr natürliches Gewicht weit überschritten haben und denen diese Skala hilft, sich realistisch auf ein allgemeines Kriterium zu stützen. Für Interessierte: Im Internet könnt ihr herausfinden, wie ihr euren BMI (Body Mass Index) berechnet, der euch dabei hilft zu entdecken, ob ihr zu jenen gehört, die unter Korpulenz oder Fettleibigkeit leiden.

Ich bin davon überzeugt, wenn alle Kinder von klein auf lernen würden, wie wichtig die innere Einstellung ist, dann gäbe es nur sehr wenig Fettleibigkeit auf diesem Planeten. Natürlich wären manche schlanker als andere, doch das natürliche Gewicht eines jeden Menschen ließe sich sehr viel leichter beibehalten, wenn jeder so früh wie möglich eine gesunde innere Einstellung annähme.

Mit Freude kann ich dies bei meinen Kindern und Enkelkindern feststellen und bestätigen. Als ich die Verbindung zwischen der inneren Einstellung und dem Gewicht erkannte, waren meine Kinder dreizehn, fünfzehn und neunzehn Jahre alt. Heute, achtundzwanzig Jahre später, sind meine drei Kinder noch nie von ihrem natürlichen Gewicht abgekommen. Natürlich hat sich ihr Körper im Lauf der Jahre verändert, doch dieses Phänomen ist natürlich, und die Veränderung vollzieht sich in dem Maße, wie sich auch unsere Einstellung wandelt. Ich stelle auch fest, dass meine Enkelkinder – wie die meisten Kinder des „neuen Zeitalters" – ganz natürlich auf ihren Körper hören und es unmöglich ist, sie dazu zu bringen, etwas zu essen, wenn sie nicht wollen und keinen Hunger haben.

Diese innere Einstellung wird durch die Wunden, mit denen wir geboren werden, belastet. Wir haben mindestens vier der fünf im ersten Kapitel erläuterten Wunden, mir ist jedoch aufgefallen, dass die meisten Menschen bei ihrer Ernährungsweise von einer bestimmten Wunde mehr beeinflusst werden als von anderen. Alles hängt davon ab, was sie bei ihrer Art und Weise, die Gefühlsnahrung ihrer Mutter zu empfangen, erlebt haben und was sie von ihrer Mutter in ihrer Kindheit in Bezug auf die Ernährung behalten haben.

Naturgemäß ist es die Mutter, die das Kind nährt. Sie hat folglich einen enormen Einfluss auf die Entscheidung ihres Kindes, ob es diese mütterliche Geste mag oder nicht. In Wirklichkeit wird die Mutter das Kind gemäß dem nähren, was von ihm ausgeht – gemäß den Wunden, an denen diese Seele zu arbeiten hat –, und zwar unbewusst. So erklärt sich, warum eine Mutter ihre Kinder jeweils auf eine bestimmte, dem betreffenden Kind eigene Art nährt. Mütter, die mehrere Kinder haben, bestätigen, dass sie mit jedem Kind anders umgehen, weil sie mit der Zeit die Gewohnheiten von einem Kind zum nächsten ändern. Doch die meisten von ihnen erkennen nicht, dass sie eher lernen müssen – die Mutter in Beziehung zum Kind und das Kind in Beziehung zur Mutter –, wer ihre Art und Weise, sie jeweils zu ernähren, so stark beeinflusst.

Das Kind, das zum Beispiel an seiner Wunde der Demütigung arbeiten muss, wird eine Mutter anziehen, die ebenfalls an dieser Wunde zu arbeiten hat, damit beide ihren Heilungsprozess durchleben können. Dieses unabänderliche Gesetz existiert überall auf der Welt – deswegen, weil alles, was wir anziehen, aus unserem Inneren kommt. Niemand vermag es zu umgehen, und ebenso verhält es sich mit allen Wunden. **Wir ziehen Menschen und Situationen an, die unsere Seele braucht, um zu lernen, wie man wirklich liebt und bedingungslos annimmt.**

Wenn du deine Ernährungsweise völlig umgestellt hast oder mit einer plötzlichen Gewichtszunahme oder -abnahme zu kämpfen hast, ist dies ein Hinweis auf die Aktivierung einer anderen Wunde. Das, was du in jenem Moment erlebt hast, ist wichtig genug, um die Oberhand zu gewinnen. Wir wollen kurz untersuchen, welche Wunde dich geprägt hat.

Der Einfluss der Wunde der Ablehnung auf das Gewicht

Die innere Einstellung eines Menschen, dessen Körper diese Wunde einschließt, ist: *Ich bin nichts … Ich darf so wenig Raum wie möglich einnehmen … selbst wenn ich verschwände, nähme niemand Notiz davon … körperlicher Genuss interessiert mich nicht … ich ziehe es vor, meinen Geist zu nähren …* Mit einer solchen inneren Einstellung kann die betreffende Person unmöglich zunehmen, da sie verschwinden, so wenig Platz wie möglich einnehmen, sich nahezu „unsichtbar" machen will. Sie neigt dazu, sehr wenig zu essen, und obwohl sie mehrmals pro Tag isst oder selbst dann, wenn sie Nahrungsmittel wählt, die als Dickmacher gelten, beeinflusst nichts wirklich ihr Gewicht. Außerdem haben solche Menschen, da sie vom Typ her nervös veranlagt sind, im Allgemeinen einen schnellen Stoffwechsel, was ein weiterer Grund dafür ist, dass sie nicht zunehmen, im Gegenteil: Sie nutzen verstärkt ihr Verdauungssystem.

In dieser Personenkategorie finden sich jene, die die Art und Weise, wie ihre Mutter sie physisch, aber insbesondere emotional nährte, ablehnten. Sie fühlten sich nicht geliebt und so angenommen, wie sie waren, und zwar wahrscheinlich von Geburt an.

Solche Menschen sind Spezialisten des Leugnens. Zum Beispiel behaupten sie und versuchen sogar, sich selbst weiszumachen, dass sie niemals Zucker essen, obwohl es nicht stimmt. Sie beteuern, dieses oder jenes nicht zu mögen, ohne zu realisieren, dass diese „Ernährungsverleugnung" daher rührt, dass sie sich nicht die Zeit nehmen, die Nahrung wirklich zu genießen bzw. zu schmecken. Außerdem ist die Wunde der Ablehnung sehr häufig an der Wurzel von Alkohol- und Drogenproblemen, doch diese Menschen wollen nicht zugeben, dass sie ein solches Problem haben könnten, weil sie die Wirklichkeit tendenziell sehr leicht leugnen.

Der Einfluss der Wunde des Verlassenwerdens auf das Gewicht

Die innere Einstellung eines Menschen, der unter der Wunde des Verlassenwerdens leidet, kann unter anderem in folgenden Aussagen sichtbar werden: *Ich brauche mehr Aufmerksamkeit, mehr Unterstützung, mehr Rückhalt, davon bekomme ich niemals genug.* Wer diese Einstellung des „nie genug" hegt, gehört zu jenen, die große Mengen verzehren, um sich zu füllen, ohne deswegen jedoch zuzunehmen. Diese Menschen haben häufig sehr viel Aufmerksamkeit von ihrer Mutter oder der Person erhalten, die deren Rolle übernommen hat, doch da sie meinen, niemals genug Aufmerksamkeit erhalten zu haben und sich eher an das erinnern, woran es ihnen mangelte, sind sie nicht in der Lage, diese Tatsache zu erkennen.

Sie versuchen also immer, diese Leere mit dem gegengeschlechtlichen Elternteil auszufüllen, in der Überzeugung, wenn dieser Elternteil ihnen Aufmerksamkeit zuteil werden lässt, seien sie liebenswert und diese Aufmerksamkeit wert. Sie meinen auch, Aufmerksamkeit zu erhalten, sei das einzige Mittel, sich von Liebe erfüllt zu fühlen. Erhalten sie nicht die Aufmerksamkeit oder Unterstützung, die sie sich wünschen, fühlen sie sich verlassen. Sie wenden sich also verstärkt dem Essen zu, ohne jedoch ein Kilo zuzunehmen, denn sie hegen die Überzeugung des „nicht genug". Diese Übergriffe beeinflussen ihr Verdauungssystem in derselben Weise wie bei jenen, die unter der Wunde der Ablehnung leiden.

„Ablehnung" durch Vater?

Der Einfluss der Wunde der Demütigung auf das Gewicht

Die innere Einstellung der Menschen, die an dieser Wunde leiden, unterscheidet sich von den Einstellungen, die mit anderen Wunden einhergehen. Warum? Weil alles, was mit der Befriedigung der Sinne zusammenhängt, diesen Menschen ein starkes Gefühl der Wichtigkeit und des Genusses vermittelt. In der Tat sollten diejenigen, die mit dieser Wunde geboren werden, lernen, den physischen Genuss, den die fünf Sinne vermitteln, voll auszukosten, OHNE SICH SCHULDIG ZU FÜHLEN, und insbesondere, ohne zu denken, sie seien der Liebe Gottes nicht würdig.

Ein solcher Mensch zieht schon in sehr jungem Alter bestimmte Situationen an, um sich demütigen zu lassen, wenn er zu sehr versucht, sich Genuss mittels der Sinne zu verschaffen. Gleichwohl lernt er sehr früh, es sei nicht gut, sinnlich zu sein. Er zieht es an, dass seine Eltern oder Erzieher sich solcherart negativ verhalten, damit ihm bewusst wird, dass er dieselbe Überzeugung vertritt – die sich jedoch tatsächlich als falsche Überzeugung erweist.

Wenn du zu jenen gehörst, die an dieser Wunde der Demütigung leiden, erinnerst du dich bestimmt an verschiedene Begebenheiten, bei denen deine Eltern oder Erzieher dich vor allem auf körperlicher Ebene korrigiert haben. Zum Beispiel, wenn du deine Kleidung beschmutzt oder viel mehr als andere gegessen oder mit sinnlichen Bewegungen die Blicke auf dich gezogen hast. Zudem bist du wahrscheinlich ein sehr spiritueller Mensch, der die Absicht hat, Gott mit allen erdenklichen Mitteln zu gefallen. Menschen mit dieser Wunde fürchten am meisten, im Angesicht Gottes unwürdig zu sein.

Betrachten wir zum Beispiel, was sich in den Vereinigten Staaten abspielt. Wir wissen, dass die USA ein Land sind, wo das Wort Gott häufig in Gesprächen fällt. Sogar die Präsidenten vermitteln das Bild von gläubigen und religiösen Menschen, die jeden Sonntag zum Gottesdienst gehen. Soweit ich weiß, sind die US-Amerikaner die Einzigen, deren Geld die Inschrift *In God we trust* – „wir vertrauen auf Gott" – trägt. Sie sind auch sehr bekannt dafür, dass sie häufig *God bless you* – „Gott segne dich" – sagen.

Dieses Land ist ebenfalls berühmt dafür, den höchsten Prozentsatz an Übergewichtigen auf der Welt zu haben. Zugleich sind Gott und Religion sehr wichtig im Leben der meisten von ihnen, und daher empfinden sie viele Schuldgefühle bei der Vorstellung, durch physischen Genuss oder mittels der Sinne nach Vergnügen zu streben.

Die innere Einstellung der Menschen, die an der Wunde der Demütigung leiden, ist: *Ich esse noch etwas, das dick macht … ich bin ein Schwein … ich bin zu verfressen … ich sollte aufhören, sonst nehme ich noch mehr zu … ich bin so fett, da machen ein paar Kilo zusätzlich auch nichts mehr aus.* Was die meisten von ihnen nicht erkennen, ist, dass sie wegen ihrer starken Schuldgefühle und herabwürdigenden Gedanken über sich selbst gar nicht in der Lage sind, wirklichen Genuss zu empfinden.

Zusammenfassend haben diese Menschen schon sehr früh gelernt, es sei nicht gut, Nahrung zu genießen, und egoistisch, zuerst an ihr eigenes Wohlergehen zu denken. Man hat ihnen beigebracht, dass sie vor ihrem eigenen Glück und Vergnügen immer für das Glück und Vergnügen anderer zu sorgen hätten. Da diese Menschen später weiterhin so handeln, im Austausch dafür aber nichts erhalten, gleichen sie es durch Essen wieder aus.

Darum also nehmen Menschen mit dieser Wunde von allen möglichen Wunden am leichtesten und schnellsten zu. Nicht so sehr das, was sie essen, bewirkt den Unterschied, sondern ihre Einstellung zu dem, was sie zu sich nehmen. Im Gegensatz zu Menschen mit den ersten beiden Wunden haben sie eine innere Einstellung des „Zuviel". Sie sagen oder denken: *Ich esse schon wieder zu viel, ich muss aufhören.*

Dies erklärt auch, warum sie häufig meinen, nicht mehr zu essen als die anderen, und sich über ihr Übergewicht wundern. Im Gegensatz dazu verlieren sie, da sie zutiefst von sinnlichen Genüssen angezogen werden, häufig die Kontrolle beim Essen, wobei sie sich meistens verstecken, wenn es dazu kommt, weil sie sich so schämen. Außerdem ist da noch folgender Umstand: Je mehr jemand sich sagt, er DÜRFE nicht essen, desto mehr isst er letztendlich. Dieses Phänomen wird ausführlich im letzten Kapitel erläutert. Erinnere dich jedoch daran, dass es auf dieser Welt ganz kleine Menschen gibt, die so viel essen können, wie sie wollen, ohne ein Gramm zuzunehmen.

Menschen mit der Wunde der Demütigung „werden dick", während sie zusehen, wie ihr Körper sich immer mehr rundet. In den zwei folgenden Kapiteln werden wir erfahren, wie sich diese Situation verbessern lässt, wie wir angesichts unserer Schuldgefühle loslassen und uns wieder am Essen freuen können, ohne jedoch deswegen dick zu werden.

Der Einfluss der Wunde des Vertrauensbruchs auf das Gewicht

Die innere Einstellung derjenigen, die an der Wunde des Vertrauensbruchs leiden, ist: *Ich möchte nichts versäumen*

... ich will alles probieren ... ich kann tun, was ich will ... ich muss mich nicht an die Regeln der anderen und auch nicht an die meines Körpers halten ... ich bin derjenige, der mich kontrolliert, und nicht die anderen ... In ihrer Jugend haben diese Menschen sich in ihrer Ernährungsweise häufig kontrolliert gefühlt. Unter anderem waren es die Eltern, die für sie entschieden haben. Sie versuchen also, sobald es ihnen möglich ist, dies wieder wettzumachen. Ein solches Kind isst, sobald die Eltern den Rücken kehren, was die Eltern ihm zu essen verboten haben.

Ich erinnere mich, dass einer meiner Söhne, als ich einmal unterwegs war, nicht nur das aß, worauf er Lust hatte, sondern es sich auch noch in meinem schönen neuen Sessel im Wohnzimmer gemütlich machte. Er wusste natürlich, dass ich es verboten hatte, in diesem neu eingerichteten Zimmer zu essen. Bei meiner Rückkehr fand ich den Teller und die Reste auf dem Boden neben dem Sessel. Damals verstand ich nicht, warum er derartige Spuren hinterließ und sich unweigerlich eine Strafe einhandelte. Ich bezichtigte ihn, nicht sehr intelligent vorzugehen, da er ganz genau wusste, dass er bestraft werden würde. Hätte er wenigstens alles vor meiner Rückkehr gereinigt, dann hätte ich niemals von seinem Ungehorsam erfahren. Heute bin ich jedoch in der Lage zu begreifen, warum er so handelte. In der Tat gab er mir damit zu verstehen, dass ich ihn niemals ganz kontrollieren könne. Im Verlauf des Weges, den ich zurückgelegt habe, und durch meine Erfahrungen weiß ich inzwischen, dass ein Kind, das von seinen Eltern zu stark kontrolliert wird, von seiner Wunde des Vertrauensbruchs dahingehend beeinflusst wird, ungehorsam zu sein, um seinen eigenen Wert zu erkennen. Als mein Sohn erwachsen war und nicht mehr von mir kontrolliert wurde, beschloss er, so häufig Junkfood zu essen, wie er wollte. Er teilte mir dadurch mit, dass er meine Ratschläge zur guten Ernährung nun nicht mehr befolgen musste.

Kinder, die solcherart kontrolliert werden, haben nicht die emotionale Nahrung erhalten, die normalerweise ihre Bedürfnisse hätte erfüllen sollen. Die Liebe, die sie von ihren Eltern erhalten haben, war zu besitzergreifend und kontrollierend. Sie wurden von Eltern erzogen, die sie gemäß ihren eigenen Überzeugungen geliebt haben, gemäß dem, was sie wiederum von ihren Eltern gelernt hatten, nicht aber gemäß dem, was den Bedürfnissen des Kindes angemessen gewesen wäre.

Wir wissen, dass ein Mensch mit der Wunde des Vertrauensbruchs die Nahrung nicht wirklich schmeckt, denn er fügt zu viel Salz oder Gewürze hinzu. Er wird versuchen, sie länger zu kosten, da er seine Geschmacksnerven nicht befriedigt hat, die bestrebt sind, mit dem Geschmack jedes Nahrungsmittels satt zu werden.

Da diese Menschen zu alledem auch noch sehr schnell essen, wird das Gehirn daran gehindert, beizeiten die Nachricht zu empfangen, dass der Körper nicht mehr hungrig ist. Eine solche Person will sich die meiste Zeit von niemandem kontrollieren lassen, und schon gar nicht von ihrem Körper.

Diejenigen, die unter der Wunde des Vertrauensbruchs leiden, hören insofern nicht auf ihren Körper, als sie oft mehr als nötig essen. Sie fühlen sich daher schuldig, denn sie wissen und spüren, dass sie zu viel gegessen haben. Es sind also ihre Schuldgefühle, die ihre Gewichtszunahme bewirken. Bei den Frauen haben vor allem Hüften und Bauch die Tendenz, sich zu runden, während sich bei den Männern das Übergewicht an Schultern und Bauch bemerkbar macht. Dank dieser im Allgemeinen robusteren Erscheinung des Oberkörpers, versuchen Letztere unbewusst zu demonstrieren, wie stark und tüchtig sie sind. Darum neigt man dazu, sie eher als stark und nicht als dick oder fettleibig einzustufen.

Der Einfluss der Wunde der Ungerechtigkeit auf das Gewicht

Wer an der Wunde der Ungerechtigkeit leidet, ist von folgender innerer Einstellung geprägt: *Ich muss in allem perfekt sein, vor allem in meinen Handlungen und meinem Aussehen … mogeln ist verboten … ich muss immer darauf achten, was ich esse, um einen perfekten Körper zu behalten* … Dies ist also der Personentypus, der sich am meisten kontrolliert. Sehr anspruchsvoll sich selbst gegenüber, kann er es nicht ertragen, einige Kilo zuzunehmen. Unablässig kontrolliert er sein Gewicht und beginnt beim geringsten Anzeichen einer Gewichtsschwankung sofort eine Diät. Manche verbringen praktisch ihr ganzes Leben in Diät, aus Angst, zuzunehmen. Jedes Mal, wenn sie von der auferlegten Diät abweichen, fühlen sie sich zutiefst schuldig und nehmen sich vor, dass es nie wieder vorkommt. Für eine gewisse Zeit gelingt ihnen das, doch da wir alle unsere Grenzen haben, kommt der Tag, an dem es ihnen quasi unmöglich ist, sich vollkommen zu kontrollieren.

Sie versuchen, ihre Schwächen bei der Ernährung so weit wie möglich zu vertuschen, und wollen nicht zugeben, dass sich ihr Kontrollverlust unaufhörlich in regelmäßigen Abständen ereignet. Darüber hinaus erkennen diejenigen, die von solchen Verhaltensweisen beherrscht werden, nicht, dass dieser Kontrollverlust bei der Ernährung größtenteils durch die Kontrolle hervorgerufen wird, die sie in anderen Bereichen ausüben, indem sie beständig in dem, was sie tun, nach Perfektion streben.

Nehmen wir zum Beispiel einen beliebigen Tag, an dem sich jemand viele Aufgaben aufgeladen hat, weit über seine Grenzen hinaus. Es ist sehr wahrscheinlich, dass er sich am Ende dieses Tages „belohnen" will und dann die Kontrolle darüber verliert, was er isst oder trinkt. *Ich habe es mir ja verdient,* sagt er sich. In der Tat ist das „Verdienen" sehr wichtig für Menschen mit der Wunde der Ungerechtigkeit. Ein solcher Mensch hat also seine Bedürfnisse den ganzen Tag über ignoriert, aus Angst, nicht perfekt zu sein oder als faul oder nachlässig beurteilt zu werden. Darum verliert er, nachdem er den ganzen Tag seine kleine innere Stimme kontrolliert hat, die ihm sagte, dass er an seine Grenzen gestoßen war, am Ende die Kontrolle.

Da die Nahrung widerspiegelt, was im Inneren vor sich geht, erweist sie sich als ausgezeichnetes Mittel, um sich bewusst zu machen, wann jemand zu anspruchsvoll sich selbst gegenüber gewesen ist.

Mit den Jahren nimmt ein solcher Mensch letztendlich zwar auch zu, sein Gewicht verteilt sich jedoch im Allgemeinen auf den ganzen Körper. Im Grunde bewirken seine Schuldgefühle, dass er zunimmt. Also macht er wieder eine Diät, und der Teufelskreis beginnt von vorn. So ein Mensch ist gegenüber anderen, die dick werden, genauso intolerant wie sich selbst gegenüber.

Zusammenfassung

Zusammenfassend kann man Folgendes feststellen: Werden vorrangig die Wunden der Ablehnung und des Verlassenwerdens aktiviert, dann können die Betreffenden nicht zunehmen, wie viel auch immer sie essen. Warum? Wegen der Intention, die sie zum Essen motiviert. Leute, die feststellen, dass sie zunehmen, werden folglich von den drei

Akzeptiere deine Wunde(n), um die
zu heilen

anderen Wunden beeinflusst, nämlich Demütigung, Vertrauensbruch und Ungerechtigkeit. Das Gewicht verteilt sich unterschiedlich auf den Körper, je nach der Wunde, die betroffen ist.

Mit Bezug auf den Einfluss der verschiedenen Wunden hilft es dir dann, wenn du dich in einer der oben genannten Beschreibungen wiedererkennst, herauszufinden, welche Wunde in deinem gegenwärtigen Leben am meisten aktiviert und am wenigsten akzeptiert ist. Es ist durchaus üblich, zur gleichen Zeit von mehr als einer Wunde beeinflusst zu sein, so zum Beispiel ein Unterwürfiger – Wunde der Demütigung –, der sich eine Woche lang nicht beherrschen kann und sehr viel Kuchen isst und anschließend eine Diät beginnt. Diese Entscheidung, sich eine Diät aufzuerlegen, wäre dann von seinem starren Teil – der Wunde der Ungerechtigkeit – beeinflusst.

Ich erinnere dich daran: Der Hauptgrund dafür, dass jemand zunimmt, sind zunächst Schuldgefühle, gefolgt vom Sich-selbst-nicht-Annehmen, und zwar im selben Maße auf der Ebene des Essens wie in anderen Lebensbereichen. Je weniger du auf deine Nahrungsbedürfnisse hörst, umso weniger hörst du auch auf deine allgemeinen Bedürfnisse im Leben. Das ist auch der Grund, warum du dich so schuldig fühlst.

Damit soll nicht gesagt werden, dass diejenigen, die nicht zunehmen, sich nicht schuldig fühlen – weit gefehlt! Diese Schuldgefühle wirken sich jedoch anders auf ihren Körper aus. Statt zuzunehmen, haben sie gesundheitliche Probleme oder Unfälle. Wenn ihre Schuldgefühle ihr Gewicht beeinflussen, dann ist es der starre, kontrollierende oder unterwürfige Teil, der die Oberhand gewonnen hat.

Im letzten Kapitel werden wir sehen, wie man diese Schuldgefühle in Verantwortungsgefühl umwandeln kann.

Sich wiegen oder lieber nicht?

Der Personentypus, der perfekt sein will, wiegt sich tendenziell am häufigsten, manchmal sogar jeden Tag. Die Frage, ob es eine gute Idee ist, regelmäßig das eigene Gewicht zu prüfen, wurde mir schon häufig gestellt. Da ich zu den Personen mit einer beträchtlichen Wunde der Ungerechtigkeit in diesem Leben gehöre, verstehe ich diejenigen gut, die Probleme damit haben zu sehen, wie ihr Körper an Gewicht zulegt – besonders, wenn sie nie zuvor Gewichtsprobleme hatten.

Was mich betrifft, ist dies in den Wechseljahren geschehen, und ich gebe zu, dass die Personenwaage für mich kein günstiges Hilfsmittel war. Sobald ich sah, dass mein Gewicht stieg, fühlte ich mich noch schuldiger, wenn ich mich satt aß, und meinte, ich müsse verzichten. Sobald die Waage einen Gewichtsverlust anzeigte, war es, als hätte sie mir die Erlaubnis erteilt, mich noch ein bisschen mehr zu „verwöhnen". Wenn also das Gerät eine solche Wirkung auf dich hat, dann sage ich dir gleich, dass es wahrscheinlich keine gute Idee ist, dein Gewicht zu oft zu überprüfen. Ich kenne Leute, die so von den Zahlen, die ihnen die Waage schickt, beeinflusst werden, dass es ihnen den ganzen Tag lang die Laune verdirbt.

Interessiert es dich dagegen, gelegentlich dein Gewicht festzustellen, ohne dass dies deine Ernährungsweise wie auch deine Selbstachtung wesentlich beeinflusst, dann schadet es dir nicht, wenn du eine Waage bei dir zu Hause hast. Im Allgemeinen zeigt unsere Kleidung uns deutlich genug, was vor sich geht, ohne dass wir ständig die Schwankungen unseres Gewichts überprüfen müssten.

Selbsthilfegruppen zur Gewichtsreduktion beitreten

Eine weitere Frage wird mir häufig gestellt: *Ist es eine gute Idee, sich einer der zahlreichen Bewegungen anzuschließen, die es sich zur Aufgabe gemacht haben, einem Personenkreis beim Abnehmen zu helfen?* Ich kann dir diese Frage leider nicht beantworten. Vielmehr schlage ich vor, dass du folgende Fragen an dich richtest, die dir helfen werden, deine eigene Antwort zu finden: *Fühle ich mich schuldig, wenn ich gegen das empfohlene Programm verstoße, oder auch, wenn ich mich bei der Versammlung wiege und unter der Woche ein Kilo zugenommen habe? ... Fühle ich mich nach diesen Treffen besser? ... Helfen die vorgeschlagenen Mahlzeiten mir dabei, mich gesünder zu ernähren, ohne dass ich das Gefühl habe, ständig hungrig zu sein?* Wenn du merkst, dass der Umstand, dass du dich dieser Gruppe angeschlossen hast, dir insgesamt viel mehr angenehme als unangenehme Konsequenzen verschafft, dann – warum nicht? Es ist wichtig, unser Unterscheidungsvermögen zu entwickeln und vor allem Entscheidungen zu treffen, die sinnvoll für uns sind und der Sache dienen. Es ist einfach so, dass nicht alles für jeden günstig ist, egal in welchem Bereich. Wir alle haben unterschiedliche Bedürfnisse. Wir müssen unsere eigenen Entscheidungen treffen und sollten nicht anhand einer Erfahrung entscheiden, die jemand anderem gutgetan hat.

Wenn du nicht sicher bist, dass deine Antworten nutzbringend für dich sind, solltest du es mindestens drei Monate lang ausprobieren, dann ist es leichter zu erkennen, was für dich besser ist.

Bewusster werden und zunehmen

Ein bestimmtes Phänomen ist in unseren Workshops ziemlich regelmäßig zu beobachten, vor allem bei Frauen: Eine Teilnehmerin bemerkt, dass sie in dem Augenblick, da ihr ihre Überzeugungen, Wunden und Ängste bewusster werden, mehrere Kilo zunimmt. Dieses Phänomen zeigt sich allem Anschein nach stärker bei jenen mit der Wunde der Ungerechtigkeit. Warum?

Weil sie bis zu dem Tag der Entscheidung, ihr Leben in die Hand zu nehmen, so sehr in der Kontrolle gelebt haben, dass ihnen schließlich klar wird, dass sie in diesem Zustand nicht weiterleben können. Wenn du zu dieser Personengruppe gehörst, lass dich bloß nicht entmutigen! Es bedeutet, dass dein natürliches Gewicht noch nicht erreicht wurde und dass dein Körper sich beim Nachlassen der Kontrolle entschieden hat, zu seinem natürlichen Gewicht zurückzukehren. Daher ist in dieser Situation eine mehr oder weniger umfassende Neuausrichtung deinerseits erforderlich.

Ist das nicht der Fall und du nimmst mehr zu, als es deinem natürlichen Zustand entspricht, dann liegt es wahrscheinlich daran, dass du diese starke Kontrolle wirklich nicht mehr weiter durchhalten konntest. Die – häufig unbewusste – Entscheidung, eine Einstellung in eine andere umzuwandeln, kann bewirken, dass du ins andere Extrem verfällst. Du bist nicht mehr länger fähig, deinen Körper zu kontrollieren. Es ist, als hieltest du ein Pendel stark in einer Richtung fest, und in dem Moment, wenn du es loslässt, schwingt es ganz zur anderen Seite, schwingt dann hin und her zu beiden Seiten, bis es seine Bewegung schließlich in der Mitte beendet. So wird es auch mit dir sein, wenn du deinem Körper vertraust. Du musst dir lediglich die Zeit geben, bis zu dieser Phase vorzudringen.

Plötzliche Gewichtszunahme

Ziemlich häufig geben Leute an, sie hätten in wenigen Monaten zwanzig, manchmal dreißig Kilo an Gewicht zugelegt. Diese plötzliche Zunahme resultiert aus einem beträchtlichen Schock, der sowohl körperlich als auch psychisch sein kann. Es ist die Folge eines Schocks, der in einer Situation erlebt wurde, die mehr als eine Wunde mit einbezog und die nicht akzeptiert wurde.

Wenn wir diesen Schock hinterher durch Essen kompensieren, dann deswegen, weil wir uns angesichts der Situation schuldig fühlen. Wir ernähren uns auf eine Art und Weise, die Schuldgefühle erzeugt. Es sind im Übrigen diese großen Schuldgefühle, die uns so zunehmen lassen. So versucht der Körper, unsere Aufmerksamkeit auf dramatische (und leicht vor dem Spiegel nachprüfbare) Weise auf sich zu lenken, da es höchste Zeit ist, dass wir lernen, uns selbst mehr Liebe entgegenzubringen und uns das Recht zuzugestehen, menschlich zu sein – mit all unseren Schwächen und Grenzen.

Kapitel 6

Loslassen und Ernährung

Von Anfang an habe ich in diesem Buch häufig gesagt, dass wir unsere drei Körper – den physischen, emotionalen und mentalen – nicht voneinander trennen können. Wenn es dir an Energie mangelt, heißt dies zudem, dass einer dieser Körper nicht angemessen genährt wird. In diesem Kapitel werde ich mich mit den konkreten Hilfsmitteln befassen, die du – insbesondere auf der physischen Ebene – benutzen kannst und die sich automatisch auch auf die beiden anderen Körper auswirken, also auf der Ebene der inneren Einstellung und mithin auf das Verhalten. Im nächsten Kapitel werde ich noch mehr auf den spirituellen Aspekt, den Plan des Daseins, eingehen.

Das Idealgewicht

Zunächst wollen wir das Thema Idealgewicht erörtern. Ich höre häufig die Frage: *Woher weiß ich, was mein Idealgewicht ist?* Du allein kannst es festlegen und vor allem spüren. Dein Körper weiß, welches Gewicht natürlich für dich ist. „Natürlich" heißt nicht Normalgewicht. Manche Menschen müssen ihr Leben lang dick sein, weil das Teil ihres Lebensplans ist – sie sollen lernen, sich so zu lieben; also ist das ihr natürliches Gewicht.

Dein Körper nimmt sich sein natürliches Gewicht zurück, sobald er keine Angst mehr hat, in einen Hungerzustand versetzt zu werden – ja genau: So nimmt dein Körper den Nahrungsentzug wahr, den du ihm auferlegst. Selbst wenn du keine bestimmte Diät oder Abmagerungskur machst und es dir nicht bewusst ist, dass du dir etwas versagst oder dass du dich fürchtest, zu viel zu essen, dein Körper nimmt deine Absicht wahr. Ich erinnere dich daran, dass den Menschen kaum zehn Prozent dessen, was in ihm vorgeht, überhaupt bewusst ist. *Dein Körper hört die kleine Stimme in deinem Kopf, die häufig denkt: Ich habe schon wieder zu viel gegessen, ich muss mich beherrschen ... mich mehr kontrollieren ...ich muss vernünftiger sein.* Nachdem du deiner Ansicht nach die Kontrolle verloren hast, hört er außerdem alle unangenehmen Bezeichnungen, mit denen du dich beim Betrachten deines Körpers oder nach einer zu reichlichen Mahlzeit charakterisierst.

Es ist also ganz normal, dass dein Körper reagiert, indem er Reserven ansammelt, wenn du ihm einen Verzicht auferlegen willst. Er reagiert ganz genau so, wie auch du in einem anderen Bereich reagieren würdest. Angenommen, du hörtest, dass du in ein paar Monaten deine Anstellung sechs Monate lang verlassen müsstest und infolgedessen in diesem Zeitraum überhaupt kein Einkommen hättest. Gewiss wäre deine Reaktion, in Voraussicht dieser sechs Monate genug Geld anzusparen, nicht wahr? Es ist eine normale Reaktion. Dein Körper erfährt dieselbe Reaktion: Er deckt sich mit Vorräten ein.

Wenn du deine innere Einstellung umwandelst und beginnst, dich mehr zu lieben, so kann ich dir versichern, dass dein Körper es spüren und dich ganz sanft zu seinem natürlichen Gewicht hinlenken wird, das je nach Individuum variiert und etwas höher oder niedriger sein kann.

Nicht nur denjenigen, die eine strenge Diät einhalten, gelingt es, schnell viele Kilo abzunehmen. Was die meis-

108

ten nicht wissen: Bei einer kalorienarmen Diät gerät der Körper in einen Zustand, in dem es ihm an bestimmten Kalorien mangelt, die ihn mit der erforderlichen Energie versorgen und die er braucht. Also muss er diese Energie seinen Muskeln entziehen. Hören wir indessen auf unseren Körper, statt ihm Verzicht aufzuzwingen, erlangt er sein natürliches Gewicht zurück und nur die Fettdepots schmelzen.

In dem Augenblick, wenn die Muskeln schwinden, fühlt der Körper sich, als sei er ausgehungert. Er wird unruhig, denn er weiß, dass er mit geschwächten Muskeln nicht wie in seinem natürlichen Zustand zu funktionieren vermag. Es ist daher ein Kampf für ihn, denn der Körper tut in seiner großen Intelligenz immer alles, was in seiner Macht steht, damit es ihm gut geht. Damit sage ich dir nichts Neues, nicht wahr? Du hast dieses Phänomen sicherlich schon mehrmals bemerkt, wenn du dich verletzt hast. Ohne dass man ihm irgendetwas sagen müsste, setzt der Körper alles daran, um die Heilung der Wunde oder der Krankheit gemäß der Situation in Gang zu bringen.

Bei einer Diät, so hat die Wissenschaft erkannt, wird der Stoffwechsel des Körpers immer stärker reduziert. Dieser hat die Aufgabe, die Energie zu verbrauchen, die erforderlich ist, damit das Gehirn, das Herz, die Atmung, die Verdauung, die Aufrechterhaltung der Körperwärme etc. gut funktionieren. Indem der Körper den Stoffwechsel so verlangsamt, geht auch die Verdauung langsamer vonstatten. Hierin liegt also der Grund, weshalb Menschen während einer Diät den Eindruck haben, schon das geringste bisschen Nahrung ließe sie zunehmen. Es ist ganz einfach der Körper, der seine Arbeit verrichtet.

Die Entscheidung, eine Diät zu machen, ist nicht natürlich, denn sie ist von einer Angst motiviert. Natürlich sein bedeutet, man selbst zu sein, sich von den Bedürfnissen seiner eigenen Natur leiten lassen; es bedeutet also, sich selbst in jedem Augenblick zu lieben. Da wir wissen, dass der Körper alles in seiner Macht Stehende tut, um sein Gleichgewicht und seine Energie wiederzuerlangen, damit er zu seinem natürlichen Zustand zurückkehren kann, sind wir keineswegs erstaunt angesichts der Feststellung, dass jede Abmagerungskur nur ein temporäres Ergebnis zeitigt. Die Statistiken bestätigen unmissverständlich, dass 90 Prozent der Leute, die durch eine Diät abgenommen haben, dasselbe Gewicht wieder zulegen – und außerdem noch einige zusätzliche Kilo in den folgenden zwei Jahren. Diejenigen, die ihr Gewicht halten können, sind jene, die dauerhaft Diät halten. Darum ist die Diätbranche eine der wichtigsten und lukrativsten Industrien der Welt. Es beginnt stets wieder von Neuem.

Das Fettgewebe seinerseits ist der Hauptort für die Speicherung von Toxinen. Im *Anti-Krebs-Buch: Was uns schützt: Vorbeugen und nachsorgen mit natürlichen Mitteln*, von David Servan-Schreiber – ein Buch, dass ich wärmstens empfehle –, erwähnt der Autor, dass Dr. Davis, der das Forschungszentrum Cancer and Environment („Krebs und Umwelt") der Universität Pittsburg leitet, die Ansicht vertritt, unser überschüssiges Fett sei für den Körper wie eine „Mülldeponie für Giftstoffe". Darum ist es besser, beim Abnehmen Fett zu reduzieren, als Muskelmasse zu verlieren. Es hilft dir, dich von schädlichen Toxinen zu befreien. Dies ist auch der Grund dafür, dass ein Arzt einem übergewichtigen Menschen immer empfehlen wird, abzunehmen, wenn der Betreffende erkrankt ist. Der Arzt weiß, dass dies für die Heilung und eine gute Gesundheit ein entscheidender Faktor ist.

Die täglichen Bedürfnisse variieren

Je nach unseren täglichen Aktivitäten verbraucht der Körper mehr oder weniger Energie. Verrichtest du zum Beispiel schwere körperliche Arbeit, dann hat dein Körper nicht dieselben Nahrungsbedürfnisse, wie wenn du einen großen Teil des Tages damit verbringst, zu sitzen und nur mäßig zu arbeiten oder es dir vor dem Fernseher bequem zu machen. Und noch etwas: Wenn du viel schwitzt, benötigt dein Körper mehr Salz und Wasser.

Wenn du eine Arbeit ausübst, die große intellektuelle Ansprüche stellt, dann hast du einen höheren Kalorienbedarf. Wusstest du, dass das Gehirn allein schon 50 Prozent der Glukose fordert, die du aufnimmst, obwohl es nur zwei Prozent deines Gewichts ausmacht? Es benötigt mindestens die Entsprechung von 500 Glukosekalorien. Die Muskeln hingegen, die im Allgemeinen 50 Prozent der Körpermasse ausmachen, benötigen nur 20 Prozent der Energie deines Körpers.

Darum ist es so wichtig, darauf zu hören, was dein Körper braucht. Wenn dein Körper nach süßer Nahrung verlangt, dann ist es das, womit du ihn versorgen solltest. Indem du die Ratschläge in den vorhergehenden Kapiteln befolgst, wird dir nach und nach immer klarer werden, ob wirklich dein Körper nach Zucker verlangt oder ob es ein von Emotionen beeinflusstes Verlangen ist.

Wie auch immer: Warum gestehst du dir nicht von jetzt an das Recht zu, das zu essen, worauf du Lust hast? Sag deinem Körper, du seist gerade dabei zu lernen, gut auf ihn zu hören, selbst dann, wenn du nicht hundertprozentig sicher bist, was er braucht. Bitte ihn darüber hinaus, so nachsichtig zu sein, alles auszuscheiden, was er augenblicklich nicht benötigt, wobei du ihm versicherst, dass er in dem Maße, wie dir deine Bedürfnisse bewusster werden, weniger zusätzliche Arbeit haben wird.

Das Wichtige ist, daran zu denken, dass jeder Tag anders ist. So kann es sein, dass du zu einem bestimmten Zeitpunkt zum Beispiel zwei Mahlzeiten brauchst, und am nächsten Tag sind fünf kleine Mahlzeiten erforderlich.

Die Bedürfnisse anderer respektieren

Wenn du in der Familie oder mit anderen zusammen lebst und für die Mahlzeiten zuständig bist, ist es wichtig, nicht zu vergessen, dass unmöglich jedes Familienmitglied denselben Hunger um dieselbe Zeit und dabei dieselben Bedürfnisse haben kann.

Ja, aber ich bin keine Dienerin. Ich kann doch nicht vier verschiedene Mahlzeiten kochen!, wirst du mir erwidern. Wenn du wüsstest, wie oft ich diesen Satz schon gehört habe! Ich versichere dir dennoch, dass alle Mitglieder einer Familie dahin kommen können, auf ihre Bedürfnisse zu hören, und dass es alles in allem gar nicht einmal so schwierig ist.

Meine Kinder waren Jugendliche, als ich begann, diese Methode anzuwenden. Vorher hatte ich immer verlangt, dass alle das aßen, was ich zubereitet hatte, indem ich ihnen den im obigen Abschnitt zitierten Satz unter die Nase rieb. Natürlich erzeugte dies häufig Wirbel, weil sie etwas anderes haben wollten. Wenn sie die von mir für sie zubereiteten Speisen nicht essen wollten, geriet ich in einen Gefühlsaufruhr. Ich war frustriert wegen des enormen Zeitaufwands, den das Zubereiten eines so guten Essens für sie mich gekostet hatte, während sie dem kaum Anerkennung zollten.

Schließlich wurde mir klar, dass ich denselben Überzeugungen anhing wie meine Mutter:

- Wir brauchen drei Mahlzeiten am Tag, um gesund zu sein;

- Eine gute Mahlzeit vorzubereiten und die Menschen, die wir lieben, zu ernähren, ist eine Art, ihnen unsere Liebe zu zeigen.

Wenn sie sich also weigerten, zur sogenannten „normalen" Essenszeit etwas zu verzehren oder meine leckeren kleinen Gerichte verschmähten oder eine Mahlzeit überspringen wollten, war ich davon überzeugt, dass das ihrer Gesundheit schadete. Da ich eine perfekte Mutter sein wollte, hatte ich Angst, als schlechte Mutter beurteilt zu werden, wenn sie wegen Nahrungsmangels krank würden – ein gutes Beispiel für Kontrolle, die durch die Wunde der Ungerechtigkeit verursacht worden ist. Zusätzlich zur Angst, keine perfekte Mutter zu sein, schien mir die Mutterrolle ziemlich undankbar und ungerecht und ich fand, dass es unmöglich war, alle zufriedenzustellen.

Gleichzeitig bewirkte diese Situation, dass ich in meine Wunde der Ablehnung verfiel – wegen der zweiten Überzeugung. Es war, als wiesen meine Familienangehörigen meine Liebe zurück.

Ich erlebte dies zunächst in meiner Ehe. Es ist kein Zufall, dass ich einen Mann geheiratet habe, dessen Mutter kaum je kochte; er war also all diese kleinen Gerichte nicht gewohnt. Du ahnst den Rest. Er setzte sich an den Tisch, blickte ein paar Sekunden auf seinen Teller und bemerkte in meine Richtung: *Es tut mir leid, aber ich habe keinen Hunger.* Es war wie ein Stich mitten ins Herz. Ich bestand darauf, dass er wenigstens probierte. Nachdem er sich gezwungen hatte, einige Bissen zu essen, erhob er sich vom Tisch, und sobald er sich nach dem Essen vor Blicken geschützt glaubte, durchwühlte er die Schränke auf der Suche nach etwas anderem Essbaren.

Die Kinder haben dieses Szenario sehr häufig wiederholt. Ich brauchte mehrere Jahre, bis mir klar wurde, dass ich lernen musste, loszulassen und mein Leben nicht von meinen Überzeugungen leiten zu lassen.

Als ich mich endlich zu einer neuen Einstellung durchgerungen hatte – nämlich einer Einstellung der Entdramatisierung – wie auch zu einem anderen Verhalten, und nachdem ich erkannt hatte, wie wichtig es ist, auf seine Bedürfnisse zu hören, lief alles gut – in der Tat sehr viel besser, als ich geglaubt hätte. Ich kochte weiterhin zu normalen Zeiten, ohne mich darum zu scheren, was sie haben wollten oder ob sie Hunger hatten. Wer keinen Hunger hatte, war nicht mehr zum Essen gezwungen, in dem Wissen, dass es möglich war, die (kalte) Mahlzeit eine oder zwei Stunden später einzunehmen. Ich erkannte, dass Hühnchen und Gemüse kalt ebenso nahrhaft waren wie warm. Wenn jemand etwas anderes essen wollte, konnte er sich im Kühlschrank etwas anderes aussuchen oder sich ein Brot schmieren.

Demgegenüber kann ich dir jedoch erzählen, dass eine solche Situation nur ein oder zweimal pro Woche auftrat. Die meiste Zeit hatten sie Lust, das zu essen, was ich gekocht hatte, denn ich hatte losgelassen.

Ja, aber sie werden einfach irgendwelchen Mist essen, wenn ich ihnen erlaube, das zu essen, was sie wollen. – Ist das deine Reaktion? Also gut, wenn dies deine Befürchtung ist, dann stelle ich dir folgende Frage: Wer kauft denn diesen „Mist"? Du brauchst dich lediglich zu vergewissern, dass du nur gesunde Lebensmittel in der Küche hast, und dann wird alles nahrhaft für sie sein, egal was sie aussuchen. Wenn du auf diese Weise loslässt, wirst du merken, wie groß die Last war, von der du dich befreit hast.

Früher sagte ich meinen heranwachsenden Kindern, sie könnten das, worauf sie Lust hatten, im Laden an der Ecke kaufen – Bonbons, Schokolade, alkoholische Getränke, Knabberzeug usw. – mit dem Taschengeld, das sie wöchentlich von mir erhielten. Anfangs waren sie eifrig darum bemüht, sich Dinge zu besorgen, mit denen ich nicht unbedingt einverstanden war. Ich habe mir jedoch die Zeit genommen, ihnen die schädlichen Auswirkungen mancher Lebensmittelerzeugnisse gut zu erklären und sie darauf hinzuweisen, dass letztendlich sie selbst über ihren Körper zu bestimmen hätten und dass die Entscheidung, ob sie dem Körper Schaden zufügen und entsprechend die Konsequenzen tragen wollten oder nicht, von nun an bei ihnen läge. Von da an überließ ich ihnen die Verantwortung über ihren Körper, ohne einzugreifen. Nach und nach kauften sie aus eigenem Antrieb immer weniger schädliche Nahrungsmittel und gaben ihr Geld lieber für andere Dinge aus.

Wenn wir unsere Verantwortung zur Kenntnis nehmen und wissen, dass wir unangenehme Konsequenzen zu tragen haben, hilft uns das sehr, uns nicht schuldig zu fühlen – zusätzlich zu dem Effekt, dass wir bei unserer Ernährung vernünftigere Entscheidungen treffen. Der Körper arbeitet mehr mit uns zusammen.

Ich möchte deine Aufmerksamkeit auch darauf lenken, dass die Bedürfnisse von Männern und Frauen sich unterscheiden. Dein Partner oder deine Partnerin hat nicht dieselben Grundbedürfnisse wie du. Der Stoffwechsel eines Mannes ist um fünfzehn bis zwanzig Prozent schneller als der weibliche Stoffwechsel. Da Männer im Allgemeinen eine größere Statur und einen stärkeren Knochenbau haben, können Männer mehr Kalorien aufnehmen.

Die meisten Paare neigen dazu, dasselbe zu essen, denn wer die Mahlzeit zubereitet, meint, zwei gleiche Teller zusammenstellen zu müssen. Hier eine andere Haltung dazu, die du interessehalber noch einmal überprüfen könntest:

Gehörst du zu den Menschen, die ihre Liebe dadurch zeigen, dass sie andere mit Nahrung versorgen? Wenn du dich in diesem Personentyp wiedererkennst, ist es sehr wahrscheinlich, dass es dir Schwierigkeiten bereitet, gegenüber denjenigen, die dir Essen anbieten, nein zu sagen – wie auch ich es früher erlebt habe. Beharrt jemand darauf, dass du etwas isst oder trinkst, ist es hilfreich, zu sagen: *Nein danke, jetzt nicht, vielleicht später,* oder: *Lass mich darüber nachdenken.* Das ist eine neue Gewohnheit, die wir annehmen und entwickeln können. Später wird es dir leicht fallen, einfach *nein danke, ich möchte nichts,* oder *ich habe keinen Hunger* zu sagen, ohne eine Erklärung dafür liefern zu müssen. Die letzte Etappe ist überwunden, wenn du einfach *nein, danke* sagen kannst. Und dann geht eine solche Sicherheit von dir aus, dass niemand mehr zu insistieren wagt. Man spürt unweigerlich, dass dein NEIN echt und ehrlich ist.

Erinnere dich: Das, was du in der Art deiner Ernährung lebst, hilft dir, dich auch in anderen Lebensbereichen zu erkennen. Zu lernen, beim Essen *nein, danke* zu sagen, hilft dir woanders bei ähnlicher Gelegenheit. Es wird immer Leute geben, die dich von etwas anderem zu überzeugen versuchen und dich in anderen Bereichen dahin bringen wollen, ihren Wünschen zu entsprechen. Sie tun dies sicherlich nicht deswegen, um dir ein Unrecht zuzufügen, sondern zu ihrer persönlichen Befriedigung – häufig unbewusst. Es impliziert, dass du lernen musst, auf deine Bedürfnisse zu hören, dich mit Nachdruck zu äußern und nicht darauf zu hoffen, dass die anderen deine Bedürfnisse erraten.

Wenn du NEIN sagen kannst, ohne dich schuldig zu fühlen, ohne zu fürchten, andere zu verletzen oder nicht geliebt zu werden, wirst du feststellen, dass es dir sehr viel leichter fällt zu akzeptieren, dass jemand, der deine Angebote ablehnt, dir damit nicht sagen will, dass er dich nicht liebt, sondern dass er lediglich auf eines seiner eigenen Bedürfnisse hört.

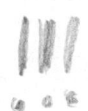

Die Bedürfnisse anderer zu respektieren bedeutet auch, nicht zu versuchen, sie ihnen abzuerkennen. Dieser Hinweis richtet sich vor allem an Menschen, die mit ihren Angehörigen – den Kindern oder ihrem Partner oder auch mit einem alten, pflegebedürftigen Familienmitglied – bei der Ernährung sehr streng umgehen. Hattest du schon mit einer solchen Situation zu kämpfen? Du hast dabei gewiss gute Absichten im Sinn, sei es ihre Gesundheit oder ihr Gewicht, doch diese Einstellung ist dennoch nicht respektvoll. Wenn du dich so starr jenen gegenüber zeigst, die du liebst, versteht es sich von selbst, dass du auch dir selbst gegenüber so bist – hier haben wir also ein weiteres Beispiel für Kontrolle.

Darüber hinaus wirst du Folgendes bemerken: Wenn du aufhörst, andere beeinflussen zu wollen, werden auch die anderen weniger versuchen, einen Einfluss auf dich auszuüben. Als Fazit könnten wir sagen: Je mehr du die Nahrungsbedürfnisse deiner Angehörigen respektierst, umso mehr wird dir bewusst, inwieweit sie auch dich respektieren. Wenn ich von Respekt spreche, beziehe ich mich auf Respekt in allen Bereichen. Denke daran, dass die Ernährung lediglich widerspiegelt, was in anderen Bereichen geschieht.

Konflikte bei den Mahlzeiten vermeiden

Bei dem hektischen Leben heutzutage sehen sich viele leider nur bei den Mahlzeiten. Sie nutzen diese Gelegenheit, um sich zu streiten, sich Vorwürfe zu machen, zu kritisieren, sich zu beklagen, Befehle zu erteilen etc. Dies ist das beste Mittel, auf eine Art und Weise zu essen, die nicht gut tut, das heißt: sehr schnell zu schlucken, nichts zu schmecken und nichts zu spüren in der Hoffnung, dass die Mahlzeit so schnell wie möglich zu Ende gehen möge.

Wenn es in deinem Leben zu solchen Situationen kommt, wäre es eine gute Idee, die Familienmitglieder zu fragen, ob sie alle damit einverstanden sind, während den Mahlzeiten nur über Angenehmes zu sprechen. Ihr einigt euch zum Beispiel auf irgendein Zeichen oder Schlüsselwort, wenn sich bei einer Person ein negatives Verhalten abzeichnet und sie ihr Versprechen vergisst. Zu Beginn ist es ganz normal, dass man es manchmal vergisst, doch allmählich wird es euch gelingen, diese neue Gewohnheit anzunehmen, die sehr wohltuend für alle ist.

Wenn wir kritisieren oder uns selbst kritisiert und beurteilt fühlen, während wir unser Essen verzehren, ist es unmöglich für unseren Magen, das Essen gut zu verdauen. Warum? Wenn wir einen anderen Menschen oder eine Situation nicht „verdauen" können, belastet dies auch unsere physische Verdauung. Ich wiederhole: Es ist niemals ein Nahrungsmittel, das schwer zu verdauen ist, sondern unser innerer Zustand der Verdauungsbeschwerden – der Kritik –, belastet unseren Magen. Wenn man mit Liebe isst, mit Akzeptanz und indem man dabei loslässt, verrichtet der Körper seine Arbeit ganz natürlich und nimmt keine Abwehrhaltung ein.

118

Wissen, wann du hungrig bist und wann du keinen Hunger mehr hast

Möglicherweise bereitet es dir Schwierigkeiten, zu erkennen, ob du wirklich hungrig bist, selbst wenn du dir die im Abschnitt „Dem eigenen Körper geben, was er braucht" (S. 62 ff.) vorgeschlagenen Fragen richtig stellst – insbesondere dann, wenn du es bislang gewohnt warst, aus Naschsucht oder aus emotionalen Gründen zu essen und dir dadurch nicht die Gelegenheit gegeben hast, hungrig zu sein. Denke daran, dass jede neue Gewohnheit eine gewisse Zeit benötigt, bevor sie etabliert ist.

Und warum? Weil dein Körper aufgehört hat, dir Signale zu übermitteln, die du fast niemals wahrgenommen hast. Hier das Beispiel einer Frau mit der schlechten Gewohnheit, schnell in Rage zu geraten. Sie möchte es gerne schaffen, toleranter und geduldiger zu werden – denn die Atmosphäre in der Familie ist unangenehm geworden –, um sich später nicht mehr schuldig fühlen. Doch trotz ihres Wunsches, ihre Einstellung zu ändern, gelingt ihr das nicht. Sie bittet daher ihren Partner, ihr den Gefallen zu tun und sie jedes Mal, wenn sie in Zorn gerät, mit einem kleinen Zeichen, auf das sie sich geeinigt haben, darauf hinzuweisen. Nach mehreren Wochen Beteiligung seitens des Ehegatten schlägt sie jedoch weiterhin seine Hinweise in den Wind, so dass die Zornanfälle immer noch genauso häufig sind wie vorher. Was meinst du, wie oft wird ihr Mann ihr wohl noch helfen, bevor er es aufgibt?

Wenn es schon sehr lange so ist, dass du den Signalen deines Körpers, wann er Hunger hat und wann er satt ist – also keinen Hunger mehr hat –, keine Beachtung schenkst, dann ist es sehr gut möglich, dass er jegliche Kommunikation, jeglichen Versuch, dir Botschaften zu senden, aufgegeben hat. Ich habe bemerkt, dass es den meisten Menschen noch schwerer fällt, zu erkennen, wann sie nicht mehr hungrig sind, als zu wissen, wann sie Hunger haben. Lass dich nicht entmutigen! Mit zunehmender Übung und Durchhaltevermögen können wir alles meistern.

Das erinnert mich an den Moment, als ich vor einigen Jahren begann, jeden Morgen die sogenannten Übungen der „Fünf Tibeter" zu machen. Als eine Freundin mich diese Übungen lehrte, war ich kaum in der Lage, meinen Körper vom Boden zu heben. Ich konnte mir nicht vorstellen, eines Tages genauso gelenkig zu sein wie sie. Zu meiner großen Überraschung ist es mir mit Durchhaltevermögen gelungen, und darauf bin ich stolz. Nach mehreren Jahren sind diese Übungen inzwischen ganz einfach – und das, obwohl mein Körper älter wird.

Ein gutes Mittel, dass ich dir vorschlage, damit du den Moment, in dem du keinen Hunger mehr hast, erkennen kannst, besteht darin, dich ab der Hälfte der angebrochenen Mahlzeit zu fragen, ob du noch hungrig bist. Im Allgemeinen wird die Antwort „ja" lauten. Also isst du weiter, hältst jedoch in regelmäßigen Abständen inne, um dir dieselbe Frage zu stellen. Nach und nach wirst du erkennen, wann du keinen Hunger mehr hast. Du wirst dein persönliches Signal erkennen. Für einige schmeckt das Essen an diesem Punkt nicht mehr gut, anderen wird übel, wieder anderen schnürt es den Hals zu. Manche spüren es einfach, ohne ein besonderes körperliches Signal.

Bekanntlich wird es auch sehr viel schwieriger zu erkennen, an welchem Punkt wir keinen Hunger mehr haben, wenn wir beim Essen etwas trinken. Die Flüssigkeit, die sich mit den Nahrungsbissen vermengt, verfälscht die Angaben und hindert unseren Körper daran, uns das erwartete Signal der Sättigung zu übermitteln. Es ist daher zu empfehlen, eher vor oder nach dem Essen zu trinken.

Wenn du als Signal erwartest, dass du unfähig bist, noch einen weiteren Bissen hinunterzubringen, und dich folglich aufgebläht fühlst, hast du den unangenehmen Eindruck, dass es „dir gleich oben wieder herauskommt". Wenn es erst einmal so weit ist, dann ist es zu spät. Das wahre Sättigungssignal des Körpers kommt lange vor dieser Phase. Wenn diese Situation eintritt, nimm dir kurz Zeit, dich zu fragen, in welchem Moment der Zeitpunkt gekommen war, aufzuhören. Was war zu viel? Das ist eine Methode, die dir auch in Zukunft hilfreich sein kann. Die Antwort lautet vielleicht: *Die letzten fünf Bissen waren zu viel, oder die zweite Scheibe in Soße getunktes Brot, oder auch der Nachtisch, auf den ich gut hätte verzichten können.*

Vergiss nicht – und das ist sehr wichtig: Wenn du Schuldgefühle bei dir weckst, dann ist dieses Überflüssige noch schwieriger zu verdauen und zu beseitigen. Ersetze die Schuldgefühle durch das Bewusstsein, dass dein physischer Körper, wenn er sich schwerfällig anfühlt, damit die Aufmerksamkeit auf die Tatsache lenken will, dass dein emotionaler und mentaler Körper im Augenblick schwerfällig, überladen sind und dass du dich mit Gedanken belastest, die nicht gut für dich sind. Das können Ängste sein oder Groll … Um es dir leichter zu machen, ist das schnellste Mittel, dazu überzugehen, dich selbst wirklich zu lieben und dich in dem anzunehmen, was an diesem Tag geschieht.

Bitte deinen Körper anschließend, so nett zu sein und dieses „Zuviel" auszuscheiden und es nicht in Fett umzuwandeln. Dabei erinnerst du ihn daran, dass du dabei bist zu lernen, mehr auf ihn zu hören, um zu erkennen, wann er genug hat. Er möge nicht aufgeben. Nach und nach hat

121

er immer weniger zu tun, in dem Maße, wie du dir selbst mehr Liebe entgegenbringst, mit dem Effekt, dass du aufmerksam auf die Bedürfnisse deines Körpers hörst. Mir ist klar geworden, dass diese Einstellung bemerkenswerte Auswirkungen hat. Unser Körper, der spürt, dass wir uns selbst innerlich annehmen, hört uns zu und scheidet das, was er nicht braucht, aus, statt es zu speichern.

Zu essen, ohne sich schuldig zu fühlen, hilft deinem Körper, diesen Überschuss auszuscheiden, und zwar selbst dann, wenn du ihm zusätzliche Arbeit aufbürdest. Fühlst du dich hingegen schuldig, erwachsen daraus schädliche Konsequenzen auf allen Ebenen. Für Menschen, die häufig zu viel essen oder das essen, was sie nicht brauchen, und dabei nie zunehmen, ist eine schädliche Konsequenz ihrer Schuldgefühle zum Beispiel die Gefahr, sich mit Problemen des Verdauungsapparats wiederzufinden.

Diese Situation des „Zu-voll-Seins" kommt häufig bei jenen vor, die zwanghaft essen und versuchen, eine innere Leere zu füllen, die durch den Mangel an Selbstliebe verursacht wird. Es ist folglich wichtig, uns in dieser Situation zu akzeptieren und uns bei unserem Körper für die Erkenntnis zu bedanken, dass es Zeit ist zu lernen, uns selbst mehr zu lieben.

Gehörst du zu denen, die sich sagen, *ich bin unfähig, Reste von meinem Teller wegzuwerfen, das ist wirklich Verschwendung,* oder: *Es ist einfach zu lecker, ich kann nicht aufhören, selbst wenn ich weiß, dass ich keinen Hunger mehr habe,* oder: *Ich will maximal ausnutzen, dass ich alle verlockenden Gerichte essen kann, die in den Ferien oder bei Freunden angeboten werden?* Falls ja, hier nun die Entschuldigungen, die du vorbringst, um nicht auf deinen Körper zu hören. Du bist es gewohnt, deine Ernährung zu kontrollieren – ebenso wie du versuchst, dein Leben zu kontrollieren –, und zwar schon so lange, dass es dein Ego ängstigt, wenn es erkennt, dass du von nun an dein eigener Herr sein willst, was bedeutet, auf physischer Ebene auf deinen Körper zu hören. Es glaubt nicht, dass du die Konsequenzen dieser Entscheidung zu tragen vermagst, und ist davon überzeugt, dass du zu sehr leiden wirst, wenn du jegliche psychische Kompensation mittels Essen in den Wind schlägst. Darum musst du diese Erfahrung machen, um dein Ego dessen zu versichern, dass du sehr wohl in der Lage bist, die Konsequenzen auf dich zu nehmen, ohne dass du wegen dieser Entscheidung unbedingt zu sehr leidest. Du musst vor allem erkennen, **dass das Leiden wegen des Verzehrs von Nahrung, die dein Körper nicht braucht, stärker geworden ist als das Leiden wegen der mangelnden psychischen Kompensation.**

Ein Mittel, auf das du zurückgreifen kannst, wenn es dir schwer fällt, auf dem Teller etwas übrig zu lassen, ist, dir vorzustellen, du würdest die guten Reste unsichtbar jemandem auf der Welt schicken, der sie braucht. Ich bin dermaßen überzeugt davon, dass jede Absicht unsererseits durch die universelle Energie unmittelbar umgesetzt wird, dass im selben Augenblick ein bedürftiger Mensch Nahrung findet oder sie ihm angeboten wird.

Eine andere Frage, die einige sich stellen, lautet: *Soll ich essen, sobald ich merke, dass ich Hunger habe?* Es stimmt, wenn wir wieder fähig sind, echten Hunger zu spüren, dann macht er sich sehr schnell bemerkbar. Es ist besser, nach den ersten Anzeichen von Hunger nicht zu lange zu warten. Warum? Weil der Körper sonst glaubt, du wolltest ihm etwas vorenthalten und sich in den Präventionsmodus versetzt. Er möchte dann seine Reserven bewahren.

Man könnte diese Situation mit der Bitte an den Körper vergleichen, er solle ausscheiden. Es besteht kein An-

...ss, sofort zur Toilette zu rennen, aber es ist dennoch gut, so bald wie möglich zu gehen. Wer bis zum letzten Moment wartet, hört nicht auf seinen Körper. Er quält ihn unnötig – wie er sich auch im Alltag quält. Wenn du dich in dem, was ich gerade vorgebracht habe, wiedererkennst, dann hast du vermutlich bemerkt, in welchem Maße du nach und nach immer unsensibler gegenüber den Rufen deines Körpers geworden bist, und es ist sehr wahrscheinlich, dass du unter Verstopfung leidest.

Tatsächlich ist es besser, mehrmals täglich zu essen, als dir etwas zu versagen, wenn du hungrig bist. Es scheint paradox, zu behaupten, eine solche Ernährungsweise führe letztendlich dazu, weniger zuzunehmen als dann, wenn man sich kontrolliert, aber es ist ein Fakt. Ich habe während meiner Workshops bemerkt, dass manche Frauen mit einer Nahrungsreserve antreten, zum Beispiel mit Nüssen, Müsli-Riegeln usw., die sie mehrmals am Tag essen. Keine großen Mengen, aber sie essen offenbar häufig. Und dennoch haben diese Frauen kein Gewichtsproblem. Worauf es ankommt, ist, dass du das Signal deines Körpers empfängst, wenn er hungrig zu sein scheint. Mehrmals am Tag zu essen kann auch eine Abhängigkeit oder eine Gewohnheit sein. Mit Achtsamkeit kannst nur du allein dies aufdecken.

Wenn du zu denen gehörst, die aufhören zu essen, bevor dein Körper dir anzeigt, dass du satt bist, dann hast du sicherlich ziemlich bald wieder Hunger, nicht wahr? Falls das der Fall ist, ist es besser, dem Körper Nahrung zu geben und dich nicht zu kontrollieren, indem du dir sagst, zwischen den Mahlzeiten solle man nicht essen. Du weißt ebenso gut wie ich, dass jeder, der sich beim Essen kontrolliert, schließlich genau diese Kontrolle in einem anderen Bereich verliert. Es kann zum Beispiel sein, dass du ohne

124

Grund weinst; dass du weinst und nicht wieder aufhören kannst, eine harmlose Situation dramatisierst etc.

Das essen, was du gerne magst

Ich will aber doch nicht immer das essen, worauf ich Lust habe. Ich mag viele Sachen, die dick machen, die fett oder stark gesalzen sind, von denen ich Pickel bekomme und die schwer verdaulich sind ... Kommen diese Sätze dir bekannt vor? Falls ja, wäre ich nicht überrascht, denn ich habe solche Kommentare oft gehört. Diese Denkweise vertreten die, die meinen, man müsse sich trotz allem beherrschen und eine gewisse Kontrolle bewahren, denn sonst würde es als „Sich-gehen-Lassen" betrachtet.

Hast du bemerkt, was die Kontrolle bis jetzt bewirkt hat? Ist es dir im Lauf der Jahre erfolgreich gelungen, dich nicht mehr schuldig zu fühlen, nachdem du der Versuchung erlegen bist und dich nicht mehr beherrschen konntest? Die Antwort lautet nein, nicht wahr? Ich habe noch niemanden getroffen, der diese Frage mit ja beantworten konnte. Dir ist sicherlich Folgendes klar geworden: Je mehr du sagst, dass du so etwas nicht tun solltest, oder auch, dass du dieses oder jenes vollbringen solltest, umso mehr Schuldgefühle wirst du weiterhin haben, zusätzlich zu deinem Unvermögen, das zu verwirklichen, was du willst. Es ist wahrscheinlich der gängigste Teufelskreis der Welt.

Wir glauben, wenn wir uns nur schuldig fühlen, dann wiederholt die kleine Stimme – das Ego – in unserem Kopf nicht mehr ständig: *Das ist nicht gut.* Leider ist offenbar genau das Gegenteil der Fall. Was können wir also tun? Mein Vorschlag wird dich überraschen: Wähle etwas aus, das du ganz besonders gern magst, und iss so viel und so häufig davon, wie du willst, sogar täglich. Nimm dir zuerst Zeit, deinem Körper Bescheid zu geben, dass du ein Experiment durchführen möchtest. Dass du es schaffen willst, dir das Recht zuzugestehen, zu essen, worauf du Lust hast, und zu erkennen, ob ein Nahrungsmittel für deinen Körper schädlich ist oder nicht – das heißt, nachdem du diese Auswirkungen wirklich selbst gespürt und erfahren hast. Wie viele Menschen beteuern, dieses oder jenes Nahrungsmittel sei schädlich, obwohl sie eine solche Auswirkung niemals selbst erlebt haben. Sie sind von dieser Theorie überzeugt, weil sie ihnen zu Ohren gekommen ist, und haben akzeptiert zu glauben, was die anderen auch glauben.

Du solltest dennoch versuchen, deine Erfahrung ganz zu durchleben. Ich weise dich darauf hin: Wenn du sie ohne Schuldgefühle lebst, dann wirst du in sehr kurzer Zeit wissen, ob dieses Nahrungsmittel schädlich für dich ist oder nicht. Tatsächlich ist das Ziel, dass es dir gelingt, den Entschluss zu fassen, dieses Nahrungsmittel gar nicht mehr oder weniger davon zu essen – aber nur, weil es für dich nicht mehr sinnvoll ist, dir selbst Schaden zuzufügen, nicht deswegen, weil es als schlecht bewertet wird. Sobald du ein Verhalten wegen einer kleinen Stimme aufgibst, ʾie dir sagt, dass du aufhören sollst und es nicht richtig 〔 wird das Ganze zur Kontrolle, und dann entscheidest ʾt du – dein Herz –, sondern vielmehr dein Ego, also ʾvas die Bewertung in gut und schlecht in dir aufhält.

ʾn du dich in der Situation wiederfindest, dass du ʾolle verlierst und nicht wieder aufhören kannst, ʾ Hinweis darauf, dass du noch Schuldgefüh-ʾn es sich als zu schwierig für dich darstellt, ʾohne Schuldgefühle – lediglich als Expe-

Grund weinst; dass du weinst und nicht wieder aufhören kannst, eine harmlose Situation dramatisierst etc.

Das essen, was du gerne magst

Ich will aber doch nicht immer das essen, worauf ich Lust habe. Ich mag viele Sachen, die dick machen, die fett oder stark gesalzen sind, von denen ich Pickel bekomme und die schwer verdaulich sind ... Kommen diese Sätze dir bekannt vor? Falls ja, wäre ich nicht überrascht, denn ich habe solche Kommentare oft gehört. Diese Denkweise vertreten die, die meinen, man müsse sich trotz allem beherrschen und eine gewisse Kontrolle bewahren, denn sonst würde es als „Sich-gehen-Lassen" betrachtet.

Hast du bemerkt, was die Kontrolle bis jetzt bewirkt hat? Ist es dir im Lauf der Jahre erfolgreich gelungen, dich nicht mehr schuldig zu fühlen, nachdem du der Versuchung erlegen bist und dich nicht mehr beherrschen konntest? Die Antwort lautet nein, nicht wahr? Ich habe noch niemanden getroffen, der diese Frage mit ja beantworten konnte. Dir ist sicherlich Folgendes klar geworden: Je mehr du sagst, dass du so etwas nicht tun solltest, oder auch, dass du dieses oder jenes vollbringen solltest, umso mehr Schuldgefühle wirst du weiterhin haben, zusätzlich zu deinem Unvermögen, das zu verwirklichen, was du willst. Es ist wahrscheinlich der gängigste Teufelskreis der Welt.

Wir glauben, wenn wir uns nur schuldig fühlen, dann wiederholt die kleine Stimme – das Ego – in unserem Kopf nicht mehr ständig: *Das ist nicht gut.* Leider ist offenbar genau das Gegenteil der Fall. Was können wir also tun? Mein Vorschlag wird dich überraschen: Wähle etwas aus, das du ganz besonders gern magst, und iss so viel und so häufig davon, wie du willst, sogar täglich. Nimm dir zuerst Zeit, deinem Körper Bescheid zu geben, dass du ein Experiment durchführen möchtest. Dass du es schaffen willst, dir das Recht zuzugestehen, zu essen, worauf du Lust hast, und zu erkennen, ob ein Nahrungsmittel für deinen Körper schädlich ist oder nicht – das heißt, nachdem du diese Auswirkungen wirklich selbst gespürt und erfahren hast. Wie viele Menschen beteuern, dieses oder jenes Nahrungsmittel sei schädlich, obwohl sie eine solche Auswirkung niemals selbst erlebt haben. Sie sind von dieser Theorie überzeugt, weil sie ihnen zu Ohren gekommen ist, und haben akzeptiert zu glauben, was die anderen auch glauben.

Du solltest dennoch versuchen, deine Erfahrung ganz zu durchleben. Ich weise dich darauf hin: Wenn du sie ohne Schuldgefühle lebst, dann wirst du in sehr kurzer Zeit wissen, ob dieses Nahrungsmittel schädlich für dich ist oder nicht. Tatsächlich ist das Ziel, dass es dir gelingt, den Entschluss zu fassen, dieses Nahrungsmittel gar nicht mehr oder weniger davon zu essen – aber nur, weil es für dich nicht mehr sinnvoll ist, dir selbst Schaden zuzufügen, nicht deswegen, weil es als schlecht bewertet wird. Sobald du ein Verhalten wegen einer kleinen Stimme aufgibst, die dir sagt, dass du aufhören sollst und es nicht richtig sei, wird das Ganze zur Kontrolle, und dann entscheidest nicht du – dein Herz –, sondern vielmehr dein Ego, also das, was die Bewertung in gut und schlecht in dir aufrechterhält.

Wenn du dich in der Situation wiederfindest, dass du die Kontrolle verlierst und nicht wieder aufhören kannst, ist dies ein Hinweis darauf, dass du noch Schuldgefühle hast. Wenn es sich als zu schwierig für dich darstellt, diese Übung ohne Schuldgefühle – lediglich als Experiment – durchzuführen, kannst du es mit einer anderen Speise noch einmal versuchen. Denke dabei jedoch daran, dass du eines Tages darauf zurückkommen solltest. Niemand anders kann das für dich übernehmen. Nur du allein bist in der Lage, dein Denken in Bezug auf Dinge, die du magst, zu verändern. Du verfährst in dieser Weise, indem du es jeweils mit einem bestimmten Nahrungsmittel ausprobierst.

Du hast nichts zu verlieren bei diesem Versuch, eine neue Einstellung auszuprobieren und ein neues Verhalten zu entwickeln, denn vorher bist du selbst dann, wenn du dich kontrollieren wolltest, unablässig in den Zustand des Kontrollverlusts geraten. Zudem wird dir vielleicht die angenehme Überraschung zuteil, zu entdecken, dass deine Einschätzung dieses Nahrungsmittels als schädlich sich als falsch erweist, dass dein Körper damit einverstanden ist und es vielleicht sogar braucht.

Einmal berichtete mir eine Dame, was ihre Mutter immer zu ihr sagte, als sie ein Teenager war: *Du willst abnehmen? Das ist ganz einfach: Du brauchst nur damit aufzuhören,* ALL DAS *zu essen, was du gerne magst.* Du kannst dir denken, dass diese Dame ihr Leben lang Probleme mit ihrem Gewicht und mit Schuldgefühlen hatte. Sobald sie etwas genoss, erinnerte die kleine Stimme in ihrem Kopf sie unablässig – wie eine Endlosschleife – daran, dass sie zunehmen würde. Das ist eine weitere Überzeugung, die uns daran hindert, zu essen, was wir gerne mögen.

Wir sollten jegliche Überzeugung nur dann vertreten, wenn sie für uns eine positive Wirkung hat. Sobald wir bemerken, dass die Tatsache, von etwas überzeugt zu sein, uns das Leben kompliziert und verhindert, dass es uns gut geht, dass wir frei sind und auf unsere Bedürfnisse hören, wissen wir, dass diese Überzeugung für uns nicht mehr sinnvoll ist. Folglich **solltest du dich nicht fragen, ob deine Überzeugung wahr ist oder nicht, sondern vielmehr, ob die Überzeugungen, die du hegst, dich glücklich machen oder nicht und ob sie dir die erwünschten Ergebnisse bringen.**

Jede Überzeugung schafft neue neuronale Verbindungen im Gehirn. Und je beherrschender der Einfluss ist, den diese Überzeugung auf dich ausübt, umso ausgeprägter ist die Verbindung. Unsere Denkweisen, unsere Handlungen und Reaktionen sind größtenteils automatisch. Ist dir bewusst, wie oft du handelst, ohne zu denken, ohne zu überlegen? Es kommt zwar vor, dass wir auf unsere Bedürfnisse hören und spontan bleiben, doch wir neigen dennoch eher dazu, auf unser Ego zu hören als auf unser Herz. Wir sind noch nicht einmal selbst diejenigen, die unser Leben steuern. Gehörst du zu jenen, die danach streben, eines Tages Herr ihrer eigenen Aktionen und Reaktionen, Gedanken, Entscheidungen zu sein?

Damit dir dies gelingt, musst du damit beginnen zu akzeptieren, dass du vorerst häufig nicht selbst die Leitung deines Lebens innehast. Anschließend fasst du den Entschluss, dass du von nun an deine neuen Gewohnheiten, die dir gut tun, entwickeln willst.

Es erfordert mindestens drei Monate, eine neue Gewohnheit zu schaffen oder eine andere Art zu handeln oder zu denken zu etablieren – was insgesamt dem Gehirn genügend Zeit lässt, eine neue Verbindung zu schaffen, sich an neue Gegebenheiten anzupassen und dem alten Automatismus Einhalt zu gebieten. Wenn wir uns mehrere Entscheidungsmöglichkeiten für dieselbe Situation offen halten, hilft uns das, unser Urteilsvermögen zu entwickeln und nicht mehr wie Roboter zu handeln.

Angenommen, jedes Mal, wenn du an einer Schüssel mit Bonbons vorbeikommst, kannst du nicht anders, als eine kleine Handvoll herauszugreifen, sei es im Restaurant, in einem Wartezimmer, bei der Großmutter, bei der Kostprobe im Supermarkt … Bis jetzt hast du den automatischen Ablauf erzeugt, eine kleine Handvoll Bonbons herauszugreifen, eins davon in den Mund zu nehmen und den Rest in der Jacken- oder Handtasche zu verstauen, für den „Fall des Falles".

Nun entscheidest du dich als Erstes, so viele zu nehmen, wie du willst, und beschließt, dieses Verhalten nicht mehr als „schlecht" anzusehen. Anschließend findest du Möglichkeiten, in derselben Situation anders zu handeln: manchmal nichts nehmen, bei anderer Gelegenheit nur eines nehmen oder mehrere nehmen und alle essen, manchmal eines essen und den Rest jemand anderem anbieten, und letztendlich beschließt du vielleicht, sie wegzuwerfen, während du dir bildlich vorstellst, jemandem irgendwo auf der Welt, der es wirklich braucht, etwas Süßes zu schicken. So bist du imstande zu entdecken, dass es mehrere Möglichkeiten gibt, mit demselben Ereignis umzugehen, und wirst Herr der Situation.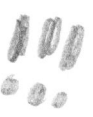

Gehörst du zu jenen, die das Wort *tricksen* zu ihrem Vokabular zählen oder häufig daran denken? Dann wäre es eine gute Idee, diese Gewohnheit zu ändern. Denn sobald das Wort „tricksen" dir in den Sinn kommt, darf dir klar sein, dass du dich schuldig fühlst – ein neuer Teufelskreis beginnt. Da du wegen deiner Trickserei Schuldgefühle hast, ist es nahezu gewiss, dass du die betreffende Speise weiterhin isst, um dich noch mehr zu bestrafen, denn du hasst dich selbst, wenn du das tust. Es kommt auch vor, dass manche sich beschuldigen, zu „tricksen", obwohl ihr Körper tatsächlich Bedarf an dieser Nahrung hatte. Doch durch die Erweckung des Schuldgefühls essen sie mehr als nötig.

Nachdem du getrickst hast, nimmst du dir vor, dass es nie wieder vorkommt, in der Annahme, dies sei der Weg, dein Verlangen zum Verstummen zu bringen. Es geschieht jedoch genau das Gegenteil: Je mehr man sich vornimmt, es nie wieder zu tun, desto häufiger tut man es doch wieder. Darum gibt es so viele Schuldgefühle auf der Welt. Man meint, wenn man sich sehr schuldig fühlt, werde man es nie wieder tun, es sei ein Zeichen dafür, dass man ein guter Mensch sei, und Menschen ohne Schuldgefühle seien gleichgültig.

Der einzige Weg, sein Verhalten zu ändern, besteht darin, es zu akzeptieren. Das heißt, sich selbst zu erlauben, ein Mensch mit Grenzen zu sein, statt sich zu beschuldigen oder Moralpredigten zu halten und unrealistische Versprechungen zu machen. Akzeptieren heißt loslassen. **Je mehr man loslässt, umso mehr ändert sich. Je mehr man kontrollieren will, umso weniger ändert sich.**

Das essen, was du nicht gerne magst

Eben habe ich davon gesprochen, dass wir häufig etwas mögen und dabei doch wissen oder glauben, dass unser Körper es nicht braucht. Es kann auch vorkommen, dass wir etwas essen, was uns nicht schmeckt. Später fragen wir uns dann, warum wir uns entschieden haben, es trotzdem zu essen.

Zu dieser Situation kommt es regelmäßig, wenn wir uns belohnen wollen, wie unsere Mutter oder eine andere Person, die ihre Rolle übernommen hat, es getan hat. Häufig belohnen Eltern ihre Kinder mit Essen, ohne vorher zu prüfen, ob diese Speise überhaupt deren Geschmack trifft – zum Beispiel mit einem Stück Möhrenkuchen oder Käsekuchen, obwohl das Kind diese Süßspeise nicht mag.

Da nun das Kind spürt, dass es mit dieser Speise eine Belohnung erhält, zwingt es sich, sie zu essen, denn es fühlt sich von seiner Mutter geliebt, angenommen, anerkannt. Es isst den Kuchen nicht deswegen, weil er gut schmeckt und es ihn gerne mag, sondern wegen des psychischen Genusses, der mit dieser Speise einhergeht.

Wenn dir beim Ausfüllen deines Ernährungsprotokolls auffällt, dass du aus diesem Grund gegessen hast, dann nimm dir die Zeit, dich zu bedanken, dass dir dies bewusst geworden ist, und fasse den Entschluss, dich in Zukunft auf andere Weise zu belohnen. Du brauchst nicht mehr auf die Belohnung oder Zustimmung deiner Mutter aus zu sein. Denn von nun an ist es deine eigene Zustimmung, die zählt und für dich ausschlaggebend ist.

Es gibt außerdem Menschen, die etwas weiterhin essen, obwohl sie entdeckt haben, dass sie es nicht mögen. Das kann im Restaurant sein oder wenn ihnen jemand anders diese Speise angeboten hat. Das ist der Typ Mensch, der sich zu seinem eigenen Schaden davor fürchtet, andere zu verletzen oder zu belästigen.

Wenn du dich beim Ausfüllen deines Ernährungsprotokolls in diesem Beispiel wiedererkennst, solltest du wissen, dass du in anderen Bereichen deines Lebens ebenso handelst. Finde in der Spalte „Verbindung" die Situation, in der du Mühe oder Schwierigkeiten hattest, deine Unzufriedenheit zu äußern oder zu sagen, dass du etwas nicht magst, weil du Angst hattest, Missfallen zu erregen oder jemanden zu verletzen. Du erkennst also eine neue Situation, in der du lernen solltest, dir mehr Liebe entgegenzubringen. Es ist deine Angst, die dich beeinflusst, deinem Körper etwas zu geben, was du nicht brauchst und was deine Geschmacksnerven außerdem noch nicht einmal mögen. Wenn du dein Bedürfnis künftig äußerst, wirst du entdecken, dass dies die anderen nicht im Geringsten verletzt oder stört. So gelingt es dir, deine Angst loszulassen.

Allergien und Lebensmittelunverträglichkeiten

Ein aufschlussreiches Phänomen ist momentan in vielen Ländern zu beobachten. Es handelt sich um den beträchtlichen Anstieg von Allergien und Nahrungsmittelunverträglichkeiten. Dieses Phänomen entwickelt sich häufig schon im Kleinkindalter und kann unter Umständen lange fortbestehen, manchmal sogar ein ganzes Leben lang. Es kann auch erst im Erwachsenenalter auftreten.

Eine Allergie bringt schädlichere – mitunter sogar gefährliche – Wirkungen mit sich als eine Lebensmittelunverträglichkeit. Hier der Unterschied zwischen beiden Störungen: Eine **Nahrungsmittelallergie** ist eine (Über-)Empfindlichkeit, hervorgerufen durch eine Reaktion des Immunsystems auf ein bestimmtes Protein, das in einem Nahrungsmittel enthalten ist. Diese Kettenreaktion ist für Symptome wie schwerwiegende Atembeschwerden und/oder Hautkrankheiten verantwortlich.

Eine **Nahrungsmittelunverträglichkeit** ist eine Lebensmittelempfindlichkeit, die keine Immunreaktion nach sich zieht. Sie manifestiert sich eher im Magen-Darm-Trakt und wird gewöhnlich dadurch hervorgerufen, dass man nicht in der Lage ist, ein bestimmtes Nahrungsmittel oder Bestandteile davon zu verdauen.

Die Begriffe, mit denen die beiden Erkrankungen beschrieben werden, sprechen für sich. Allergie ... Empfindlichkeit ... Reaktion ... Unverträglichkeit ... Krankheiten ... Unfähigkeit zu verdauen.

Wer in der Annahme, sein Körper lehne es ab, eine bestimmte Speise zu verdauen, beschließt, diese Speise wegzulassen, tut gut daran, dieses Phänomen zu nutzen, um sich selbst besser kennenzulernen. In Wirklichkeit ist es nicht die Nahrung, die schwer zu verdauen ist, sondern ein anderer Mensch. Man kann auch gegen einen anderen Menschen allergisch sein.

Ist dies bei dir gegeben, dann nimm dir die Zeit, dich zu fragen: *Was symbolisiert dieses Nahrungsmittel für mich?* Oder stelle dir die Frage, welche Gedanken es in dir hervorruft. Dadurch kann es dir gelingen, wesentliche in dir verborgene Emotionen zu entdecken, die ungeduldig darauf warten, zutage gefördert zu werden, damit du dich von ihnen befreist.

So kannte ich beispielsweise eine Dame, die keine Gurken vertrug. Erst vierzig Jahre nach dem verursachenden Vorfall konnte sie schließlich die Verbindung herstellen zwischen Gurken und dem sexuellen Missbrauch, den sie in ihrer Kindheit erlitten hatte. Die Gurke rief ihr das bedrückende Bild der Taten, die sie durch ihren Vater erdulden musste, in Erinnerung. Sobald sie in der Lage war, wirklich zu verzeihen, konnte sie ohne Schwierigkeiten wieder Gurken essen.

In meinem Fall war es so, dass ich keinen Eintopf mit Tomaten essen konnte. Immer wenn ich es aufs Neue versuchte, lief ich anschließend zur Toilette, um ihn wieder von mir zu geben. Meine Mutter, die nicht verstand, was meiner Aversion gegen Tomaten zugrunde lag, bestand darauf, dass ich es hin und wieder versuchte. Eines Tages erkannte ich schließlich, dass diese Art von Suppe mich an die Nonnen erinnerte, die mich, als ich mit fünf Jahren als Schülerin ins Internat kam, zwangen, sie mehrmals pro Woche zu essen. Für mich schmeckte ihr Eintopf nach Spülmittel. Mir war übel, und ich weinte jedes Mal, wenn sie mich zwangen, davon zu essen. Jahre später musste ich einen Prozess durchleben, in dessen Verlauf ich den Nonnen vergeben und sie akzeptieren konnte.

Alle Arten der Nahrungsmittelallergie können einem Ereignis zugeordnet werden, das die eine oder andere Kindheitswunde bei uns weckt. Dieses Phänomen tritt bei hypersensiblen Menschen – die sich leicht von anderen erschüttern lassen – noch stärker in Erscheinung; häufig sind sie reaktiv und intolerant. Darum kritisieren diese Menschen schnell, unabhängig davon, ob sie diese Kritik immer äußern oder nicht. Sie „verdauen" daher nur unter Schwierigkeiten die Personen, die sie nicht tolerieren. Allergisch gegen einen anderen Menschen zu sein bedeutet, dass man zwar ohne ihn nicht auskommt und seine Gegenwart sucht, ihn jedoch gleichzeitig nicht ertragen kann und ihn offen kritisiert.

Ich empfehle denjenigen, die seit früher Kindheit an einer Allergie leiden, eine Dekodierung[4] durchzuführen. Man könnte meinen, im Alter von einem Jahr sei es gar nicht möglich, gegen einen anderen Menschen allergisch zu sein. Das ist falsch. Von Geburt an – obgleich unbewusst – spielen unsere Wunden eine Rolle und werden von unseren Familienangehörigen aktiviert, also durchleben wir Gefühle. Es ist zu leicht anzunehmen, unser Körper reagiere einfach deswegen, weil er ein Nahrungsmittel nicht mag oder sein System es ablehnt. Rufen wir uns in Erinnerung, dass jede physische Reaktion ein Symbol für eine psychische Reaktion ist.

Dass wir etwas nicht mögen, wissen wir, sobald wir es schmecken und kauen. Wir sollten dann beschließen, es um der Liebe zu uns selbst willen nicht mehr zu essen.

---

4 Die Technik der Dekodierung wird in dem Buch *Dein Körper sagt: Liebe dich!*, gelehrt.

Wenn du nach dem Verzehr einer verdorbenen Speise eine Reaktion feststellst, dann zeigt sich diese Reaktion, um deine Aufmerksamkeit auf die Tatsache zu lenken, dass du es schon beim Geschmack des ersten Bissens hättest bemerken sollen. Wenn du trotzdem alles aufgegessen hast, ist das ein Zeichen, dass du im Leben genauso handelst. Du lässt dich von deinen Gedanken oder den Menschen beeinflussen, die im Augenblick dein Leben zu vergiften suchen.

Wie du feststellen wirst, findet man immer eine Verbindung zwischen dem, was auf physischer Ebene und auf den anderen Ebenen vor sich geht. Nichts bleibt dem Zufall überlassen. Hat man dies erst einmal verstanden und akzeptiert, ist es sehr viel leichter, später andere, unbewusste Aspekte seiner selbst zu entdecken. Wir werden im letzten Kapitel sehen, wie wir mit diesen Emotionen mithilfe der Ernährung umgehen.

Angst vor dem Hunger zwischendurch

Gehörst du zu jenen, die Sorge tragen, dass sie immer ihre drei Mahlzeiten pro Tag erhalten – und zwar ziemlich reichhaltige Mahlzeiten, weil sie fürchten, dass sie in der Zwischenzeit hungrig werden könnten? Oder bist du eher der Typ, der beim Verlassen des Hauses häufig etwas zu Essen mitnimmt, aus Angst, Hunger zu bekommen? Ich kenne so einige, die behaupten, sie fühlten sich schwach, wenn sie hungrig sind. Es geht dabei jedoch viel eher um die Angst, eine Schwäche zu spüren. Diese Angst kann stark genug sein, um ein Gefühl mangelnder Energie hervorzurufen, während es hingegen sehr selten vorkommt, dass jemand nicht genügend Reserven hätte, um bis zur nächsten Mahlzeit durchzuhalten. Eine solche Schwäche erlebt man nur, wenn man unter starkem Ernährungs-mangel leidet (zum Beispiel Magersüchtige) oder wenn ein tiefgreifendes Nährstoffdefizit besteht. Hier bietet sich uns eine weitere Gelegenheit, zu lernen, wie wir angesichts einer Angst loslassen können.

Freilich habe ich zuvor gesagt, es sei möglich, dass unser Körper an bestimmten Tagen mehrere kleine Mahl-zeiten vorzieht, während an anderen Tagen ein oder zwei umfassende Mahlzeiten ausreichen. Die ideale Einstellung ist die, dass du dir das Recht zugestehst, essen zu dürfen, wie auch immer es sich ergibt, dass du niemandem Re-chenschaft schuldest und nur du selbst die Konsequenzen deiner Entscheidungen zu tragen hast.

Mit dem Wissen, dass du so oft essen darfst, wie du willst, fällt es dir leichter, dich von der Verpflichtung zu lösen, reichhaltige Mahlzeiten einzunehmen. Denn du weißt, wenn sich später Hunger bemerkbar macht, kannst du immer noch eine Kleinigkeit essen.

Für den Anfang empfehle ich dir, weiterhin etwas mit-zunehmen. Es ist jedoch wichtig, dieses „Etwas" gut aus-zuwählen. Kleine Lutschbonbons oder eine Schachtel mit Gebäck tragen sicherlich nicht dazu bei, deinen Hunger auf zuträgliche Weise zu stillen. Es wäre besser, dir Nah-rungsmittel zu besorgen, die gute Energielieferanten sind, wie zum Beispiel unbehandelte Mandeln.

Nach und nach wirst du erkennen, dass diese Art von Hunger nicht ernstzunehmen ist. Du brauchst nicht mehr ständig etwas zu knabbern, aus Angst, dich schlecht zu fühlen, wenn du zu hungrig bist. Vergiss jedoch nicht, dei-nen Körper daran zu erinnern, dass er sich keine Sorgen machen soll und dass du ihn mit Nahrung versorgst, so-bald es dir möglich ist. Gib ihm zu verstehen, es sei weder deine Absicht, ihn auf Diät zu setzen, noch wolltest du

ihm den Eindruck vermitteln, eine Hungersnot sei gekommen oder nahe heran.

Abwechslungsreich essen

Im Lauf der Jahre habe ich bemerkt, dass die meisten
Menschen sich an eine bestimmte Ernährung gewöhnen
und vergessen, mit anderen, neueren Varianten zu experimentieren. Ist das bei dir der Fall, dann hast du wahrscheinlich auch Schwierigkeiten, neue Situationen in deinem Leben zu bejahen – vor allem solche, die außerhalb
deiner Kontrolle liegen.

Es zu wagen, jede Woche eine neue Speise auszuprobieren, kann sehr überraschende Auswirkungen auf dich
haben. Bist du bereit, dich neuen Erfahrungen in deinem
Leben gegenüber zu öffnen und dadurch dazu beizutra-
gen, dass du ein besseres Urteilsvermögen entwickelst?
Warum dann nicht im Bereich der Ernährung beginnen?
Nicht nur dein Körper wird sich über diese Initiative freu-
en, es ergibt sich noch ein weiterer Vorteil daraus: nämlich
der, dass du deine Geschmacksnerven entwickelst.

Möglicherweise widerstrebt es manchen Menschen, etwas Neues zu probieren, weil das, was man ihnen in ihrer
Jugend an Neuartigem anbot, nicht gut zubereitet oder
von schlechter Qualität war. Heute ist das nicht mehr so,
denn es steht dir frei, selbst die Qualität der Nahrung zu
wählen, mit der du experimentieren möchtest.

Mit der Zeit wirst du beim Probieren einer neuen
Zutat – und zwar dann, wenn du hungrig bist und gut
kaust – sofort wissen, ob dein Körper das, was du ausge-
sucht hast, mag. Falls du unsicher bist, hindert dich nichts
daran, es später noch einmal zu versuchen.

Natürliche Ernährung

Es wird zunehmend schwierig, sich mit Naturprodukten zu ernähren, denn wir nehmen immer mehr chemische Produkte auf, wobei uns meistens nicht bewusst ist, was unseren Körper vergiftet – zusätzlich zu all dem, was wir einatmen und dadurch gegen unseren Willen aufnehmen. Dieses Phänomen hat sich seit dem zweiten Weltkrieg infolge der erheblichen Veränderungen, die sich in den Industrieländern vollzogen haben, stark beschleunigt. Selbst Kinder, die von Geburt an eine natürliche Ernährung gewohnt sind, sehen sich Schwierigkeiten gegenüber, sobald sie ins Teenager-Alter kommen. Sie lassen sich von schlechtem Essen – „Junkfood" – in Versuchung führen.

Die Landwirtschaft hat sich durch den Einsatz einer großen Menge an Pestiziden vollständig gewandelt. Da die Viehhaltung nicht mehr natürlich ist, werden durch den Verzehr von tierischen Produkten toxische Stoffe an uns weitergeleitet, die unser Körper nicht braucht. So erhalten die Tiere zum Beispiel als Nahrung Fettsäuren, die sehr viel Omega-6 und sehr wenig Omega-3 enthalten. Omega-3-Fettsäuren sind jedoch wesentlich für den menschlichen Körper, denn er kann sie nicht selber herstellen. Tiere (die ich glückliche Tiere nenne), die natürliche Nahrung fressen – Wiesengras zum Beispiel –, produzieren hingegen die gleiche Menge Omega-6- und Omega-3-Fettsäuren.

Das bedeutet: Wenn wir das Fleisch dieser glücklichen Tiere und auch ihre Erzeugnisse, wie zum Beispiel Milch und Eier, essen, dann ist unsere Ernährung ausgewogen. Essen wir jedoch das Fleisch von Tieren aus einer modernisierten Haltung – statt natürlich „normal" geworden –, dann belasten wir das Gleichgewicht unseres Körpers.

Wir überfüttern ihn mit Produkten, die unser System zerschlagen. Einige Forscher gelangten zu dem Schluss, dass Fettsäuren, die viel Omega-6 enthalten und die wir nicht nur in Fleisch, sondern auch in Öl finden, aus wissenschaftlicher Sicht die Hauptursache für die folgenschwere Geißel der Fettleibigkeit ist, unter der die Industrieländer verstärkt leiden.

Hier haben wir nun einen Grund, der wichtig genug ist, um uns zu dem Entschluss zu motivieren, möglichst natürliche Produkte auszuwählen. Es gibt gute Bücher dazu und auch immer mehr Läden, wo solche Nahrungsmittel erhältlich sind. Dieser Hinweis ist keine Aufforderung, zum Vegetariertum überzutreten. Der Begriff „natürlich" ist nämlich nicht unbedingt mit „vegetarisch" gleichzusetzen. Wenn dein Körper Fleisch, Milch, Eier von dir verlangt, dann macht es sehr viel aus, ihn mit Bio-Nahrung zu versorgen. Doch mir ist es lieber, dass du es selbst ausprobierst, statt mir einfach so zu glauben. Wenn du mindestens drei Monate lang Fleisch von Tieren isst, die natürlich gehalten und ernährt wurden, dann vergleiche einmal die Wirkung auf deine Einstellung mit der Wirkung, die eintritt, wenn du Produkte von Tieren isst, die voller Angst, Zorn und in Rage sind, infolge der Behandlung, die ihnen von bestimmten Produzenten zugefügt wird – zusätzlich zu dem, was ohnehin auf dem Schlachthof passiert.

Natürlich und „bio" zu essen ist vor allem ein Akt der Liebe zu sich selbst. Da, wie wir wissen, unsere drei Körper nicht voneinander zu trennen sind, wird unser ganzes Leben durch eine solche Ernährungsweise beeinflusst. Wenn du dich entscheidest, dich von nun an natürlicher zu ernähren, wirst du entdecken, dass es dir leichter fällt, auf emotionaler und mentaler Ebene ausgeglichen zu sein, dass du frei gemäß deiner dir eigenen Natur zu leben vermagst, entsprechend dem, was du jetzt bist und was du sein willst.

Selbst mit dem besten Willen der Welt ist es heutzutage unmöglich, in einer völlig natürlichen Umgebung leben zu wollen und sich keinen chemischen Produkten auszusetzen, die uns ohne unser Wissen aufgezwungen werden. Darum ist es wichtig, dass wir so oft wie möglich unseren Teil dazu beitragen, unserem Körper zu helfen. Jedes Mal, wenn du deinem Körper Nahrung gibst, die nicht natürlich ist, schwächt dies sein System. Dann merkst du, dass du auch Denkweisen und Überzeugungen hast, die dich im Allgemeinen schwächen.

Sportliche Betätigung zur Entgiftung des Körpers

Ein Mittel, das häufig zur Entgiftung des Körpers empfohlen wird, ist Bewegung. Selbst wenn du beschließt, Produkte aus der Natur und Bio-Nahrung zu essen, müssen all die Giftstoffe, die sich in deinem Körper angesammelt haben, ausgeschieden werden.

Stress ist, selbst wenn er psychisch ist, ein Faktor, der unseren Körper erheblich belastet, denn er trägt zur Anhäufung von Giftstoffen bei. Jeder Stress ist mit Angst verbunden. Sobald wir Angst haben, produzieren die Nebennieren Adrenalin, das dem Gewebe und den Organen die erforderliche Energie entzieht, um uns zu helfen, dieser Angst entgegenzutreten. Von da ausgehend folgt alles Weitere: Das Herz schlägt schneller, unser Atem beschleunigt sich, unser Blutdruck steigt etc. Da die Angst nicht reell ist, das heißt, es besteht keine wirkliche Lebensgefahr – sie ist also imaginär –, wird diese Energie nicht dazu verwendet, uns zu verteidigen, bleibt im Körper stecken und belastet so unser gesamtes System.

Eine regelmäßige körperliche Praxis aufzunehmen – mindestens vier oder fünfmal pro Woche –, ist ein Weg, unserem Körper zu helfen, sich von diesen überschüssigen Giftstoffen zu befreien. Darüber hinaus ist Bewegung eines der grundlegendsten Bedürfnisse des Körpers. Mit Sport trägst du also nicht nur zur Entgiftung deines Körpers bei, du stärkst ihn auch darin, auf ein wichtiges Bedürfnis zu hören, umso mehr, als physische Aktivität ein ausgezeichnetes Mittel ist, um sich abzureagieren. Einen Tag sitzend am Schreibtisch zu verbringen und sich danach vor dem Fernseher zu räkeln ist nicht natürlich. Der Körper ruft um HILFE.

Ich sehe ein, dass es nicht immer leicht ist, morgens früher aufzustehen oder sich nach einem erschöpfenden Tag im Büro aufzuraffen, noch einen strammen Fußmarsch zu machen, Fahrrad zu fahren oder irgendeine Sportart zu betreiben. Dabei ist die Minute, die nötig ist, um sich zu entscheiden, die schwierigste. Sobald wir erst einmal mit Eifer bei der Sache sind, sind wir stolz auf unsere Entscheidung. Wir können spüren, wie sehr sich unser Körper freut.

Wenn es dir Schwierigkeiten bereitet, Disziplin aufzubringen, und du deine guten Vorsätze schnell wieder vergisst, dann ergehe dich nicht in Selbstvorwürfen und Schuldgefühlen, sondern nimm dir stattdessen genügend Zeit, die körperliche Betätigung zu einer gut verankerten Gewohnheit werden zu lassen. Häufig geben diejenigen auf dem Weg auf, die anfangs zu viel von sich verlangen. Du kannst mit zwei Tagen pro Woche im ersten Monat anfangen und dich jeden Monat langsam um einen Tag steigern. Auf diese Weise ist es weniger drastisch und ermutigender.

Es ist auch empfehlenswert, verschiedene Methoden körperlicher Bewegung auszuprobieren, seien es Yoga-Übungen oder Fitnessgeräte, um die zu entdecken, die dir am meisten liegen. Die Bewegungen zu variieren oder verschiedene Geräte auszuwählen ist an sich zu empfehlen, weil jede Übung jeweils unterschiedliche Muskeln im Körper beansprucht. Bekanntlich ist jedoch Gehen die Übung *par excellence,* denn es versetzt fast alle Muskeln des Körpers in Bewegung und bietet gleichzeitig eine Massage deiner inneren Organe. Dabei sollest du jedoch ziemlich schnell gehen, wobei die Hände frei bleiben und die Arme schwingen können. Wenn du dir darüber hinaus die Zeit nimmst, dir während des Gehens deiner Ein- und Ausatmung bewusst zu werden, dann gibt es noch einen zusätzlichen Nutzen. Die Luft, die wir einatmen, enthält nämlich eine Form subtiler Energie, die *prana* genannt wird. *Prana* bildet eine natürliche Nahrung, die der physische Körper wie auch die feinstofflichen Körper – der emotionale und mentale – brauchen. *Prana* kann sogar dazu beitragen, den Hunger zu reduzieren – mal ganz abgesehen davon, dass es keine Kalorien hat!

Man weiß inzwischen, dass körperliche Aktivitäten im Gehirn die Ausschüttung von Hormonen namens Endorphine hervorrufen. Ihre Eigenschaften sind mit denen des Morphiums vergleichbar. Sie sind entspannend, also ausgezeichnet geeignet, um Ängsten und Stress zu begegnen, und wirken zudem stimulierend und energetisierend.

Ein weiterer Vorteil sportlicher Betätigung liegt in der engen Verbundenheit mit deinem Körper, die durch die Aufmerksamkeit entsteht, die du ihm zuteil werden lässt. Er wird sehr viel bereitwilliger mit dir zusammenarbeiten, dir zum Beispiel deutlicher und genauer zeigen, ob du wirklich Hunger hast und was du in dem Augenblick, wenn du Hunger hast, brauchst, und wann er satt ist.

Sind dir Sport oder körperliche Aktivitäten nicht möglich und du stehst außerdem gerade stark unter Anspannung und Stress, kannst du Folgendes versuchen: Du findest einen Ort – das kann eine Ecke bei dir zu Hause sein –, wo du nach Herzenslust schreien, ein Kissen mit den Fäusten bearbeiten, weinen kannst. Gib dir ungefähr zehn Minuten dafür, und anschließend sagst du mit fester und kraftvoller Stimme: ES REICHT. Danach wird es sehr viel leichter für dich sein, nach innen zu schauen und herauszufinden, welche Ängste es sind, die du in dir – und um dich – hast und die so viel Stress gebracht und verursacht haben. Wie du siehst, können wir auf ganz verschiedene Art Dinge loslassen, die in unserem Leben unnütz sind.

Die Atmung

Sich Zeit für gutes Atmen zu lassen ist ein weiterer wichtiger Faktor, der uns beim Loslassen hilft. Ist dir, während du dieses Buch liest, einmal aufgefallen, dass du dir deines Atems nicht wirklich bewusst bist? Du lässt den Atem mit Sicherheit unwillkürlich in deine Lungen einströmen. Dies geschieht den ganzen Tag lang. Wir sind so von unseren Aktivitäten in Anspruch genommen, dass wir diese lebenserhaltende Funktion vergessen. Die Atmung ist zwar eine völlig autonome Körperfunktion, kann aber dennoch leicht kontrolliert werden. Darum ist es gut, sich in jedem nur möglichen Augenblick die Zeit zu nehmen, bewusst ein- und auszuatmen.

Wenn man davon spricht, gut zu atmen, so bedeutet dies nicht, dass wir unbedingt sehr lange einatmen sollen, denn dies könnte ein Hyperventilationsproblem hervorrufen. Ein paarmal lang ein- und ausatmen wird nur empfohlen, um sich zu entspannen. Dir deiner Atmung bewusst zu sein heißt, die Luft, die in deine Lungen eintritt, zu beobachten, ihrer Bewegung zu folgen – nicht, sie zu zwingen –, bis du spürst, wie sich dein Brustkorb ausdehnt. So weißt du, dass die Luft deine Lungen richtig ausgefüllt hat. Anschließend fühlst du, wie deine Rippen sich wieder zusammenziehen, wenn die Luft ausgeatmet ist.

Dieses heilsame Atmen bringt mehrfachen Nutzen. Es hilft dir beispielsweise, ruhiger zu bleiben, mehr in Kontakt mit deinem Körper zu sein, wie auch mehr Fähigkeiten zu entwickeln, auf deinen Körper zu hören. Es ist unmöglich, sich wirklich nach innen zu wenden, wenn man sehr flach atmet. Übe so oft wie möglich, deines Atems gewahr zu werden … beim Autofahren, in der Warteschlange bei der Bank oder im Supermarkt … und nach und nach wirst du immer mehr Herr deines Atems.

Darüber hinaus hilft es dir beim Essen, den Augenblick, in dem du keinen Hunger mehr hast, zu erkennen, wenn du mindestens ein Mal zwischen jedem Bissen bewusst ein- und ausatmest. Warum nicht am Ende des Tages, wenn du dein Protokoll ausfüllst, zusätzlich eintragen, wie oft du deines Atems gewahr geworden bist?

Licht, Energie und Dank

Stell dir jedes Mal, wenn du etwas zu dir nimmst, vor, dieses Nahrungsmittel sei in Licht getaucht. Dies wird dazu beitragen, alles zu dynamisieren, was du aufnimmst. Du brauchst nicht an diese Aussage zu glauben. Als ich damit begann, diese neue Gewohnheit zu praktizieren, hatte ich nicht die geringste Ahnung von ihrer positiven Wirkung. Ich sagte mir also: *Was habe ich zu verlieren?* Wenn du von etwas hörst, das dir keinen Schaden zufügen kann und bei dem sogar eine hohe Wahrscheinlichkeit besteht, dass es sich gut auf dich auswirkt, warum ihm dann nicht einfach zustimmen? Ich kann von mir sagen, dass ich über sehr viel mehr Energie verfüge als der Durchschnitt meiner Altersgenossen, und das führe ich größtenteils auf die guten Gewohnheiten zurück, die ich mir im Lauf der Jahre angeeignet habe.

Ich wende diese Methode vor allem an, wenn ich im Restaurant bin oder etwas esse, das nicht sehr natürlich ist, in Situationen, in denen ich keinerlei Kontrolle über die Qualität habe. Ich umgebe meine Speisen mit Licht, während ich meinem Körper sage, er möge nur die guten Bestandteile dessen, was ich esse, aufnehmen und das, was mir nicht guttut, so schnell wie möglich wieder ausscheiden.

Gleichzeitig fügt es ein weiteres sehr energetisierendes Element hinzu, sich bei allen Menschen zu bedanken, die zur Verwirklichung dieser Nahrung oder dieser Speise beigetragen haben, angefangen von der Aussaat bis hin zur Zubereitung, denn jede Dankbarkeit energetisiert sowohl denjenigen, dem der Dank gilt, also auch die Person, die dankbar ist.

Wenn du nun meinst, du könntest niemals jedes Mal, wenn du etwas isst, an all das denken, dann verstehe ich deine Befürchtung. Es erfordert Übung, bevor es zu einer Gewohnheit wird. Jede gute Gewohnheit bringt dir jedoch großartige Ergebnisse. Hier haben wir ein weiteres großes Zeichen der Liebe zu sich selbst. **Denke daran, dass du von anderen Menschen Liebe in ebensolchem Maße erhältst, wie du sie ihnen gibst.**

Beginne jeweils mit einer Gewohnheit, und wenn diese gut verankert und ein Teil deiner selbst geworden ist, kannst du dir anschließend eine weitere Gewohnheit vornehmen. Es ist wie beim Erlernen des Autofahrens: Anfangs erfordert es Aufmerksamkeit, an alles zu denken, doch mit der Zeit wird es leicht. Du erkennst letzten Endes, dass dieser Reflex – sich vorzustellen, die Speisen seien in Licht getaucht – lediglich einige Sekunden vor jeder Mahlzeit erfordert. Ein kleiner persönlicher Code könnte dir die Aufgabe erleichtern. Zum Beispiel das Wort LIEBE oder LICHT gut sichtbar in deiner Küche. Alle Methoden, die geeignet erscheinen, dir dabei zu helfen, sind wertvoll.

Wissen, ob etwas gut für dich ist

Wenn du plötzlich Lust verspürst, etwas zu essen, das in deinem System der Überzeugungen als „nicht zuträglich" eingestuft worden ist, bist du dann in der Lage zu erkennen, ob dieser in dir aufsteigende Essenswunsch einem Bedürfnis deines Körpers entspricht oder nicht? Der einzige Weg, den ich kenne, besteht darin, den Wunsch einige Zeit aufzuschieben und sich mit etwas anderem zu beschäftigen. Ist er dann schnell vergessen, ist das ein Zeichen, dass es lediglich eine vorübergehende Laune und kein Bedürfnis war. Ist das Verlangen nach dieser Speise mehrere Stunden später immer noch vorhanden ist, dann gönn dir das Vergnügen und genieße sie mit Liebe.

Ich empfehle dies jedoch nur, wenn du Lust auf etwas hast, das als „nicht gut" für dich gilt, denn ich erinnere dich daran: Wenn du wirklich Hunger hast, dann ist es besser, sofort zu essen.

Selbst wenn dein Körper die betreffende Speise nicht wirklich braucht, wird sie dir über das Körperliche hinaus zuträglich sein. Es ist wahrscheinlich der einzige Weg, den du kennst, um dich in dieser Minute zu belohnen. Indem du dich selbst in dieser Unfähigkeit, dich in diesem Moment auf andere Weise zu belohnen, akzeptierst, wird es dir viel schneller gelingen, dies zu tun. Du weißt, dass du andernfalls, solltest du nicht auf dieses beharrliche Verlangen hören und dich zurückhalten, früher oder später die Kontrolle verlieren wirst.

Wenn du zu denen gehörst, die all ihre kleinsten Wünsche und Launen in verschiedenen Lebensbereichen sofort zu befriedigen suchen, ohne zu prüfen, ob sie das Gewünschte wirklich brauchen, dann gehörst du auch zu denen, die sofort nach dem verlangen, worauf zu essen sie Lust haben. Ein solches Verhalten wird oft von einem emotionalen Mangel beeinflusst.

Wie kannst du mehr Urteilsvermögen an den Tag legen, um zu erkennen, ob eine Nahrung gut für dich ist oder nicht? Indem du dir das Recht zugestehst, alles auszuprobieren, zu essen und zu trinken, worauf du Lust hast, und dir dabei jedoch immer dessen bewusst bleibst, was in dir vorgeht, und dich vor allem nicht davon beirren lässt, was andere dir sagen. Niemand auf der ganzen Welt kann wirklich wissen, was für jemand anderen gut ist. Was für den einen sehr gut sein kann, ist es für einen anderen nicht.

Ein ausgezeichnetes Mittel, um zu erkennen, ob das, was du essen willst, gut für deinen Körper ist – ob er es also wirklich braucht –, besteht darin, den ersten Bissen gut zu kauen, und zwar so lange, bis er ganz flüssig geworden ist. Manchmal kommt es vor, dass ich wirklich Lust auf etwas habe, und sobald ich den ersten Bissen gut durchgekaut habe, wird er bitter in meinem Mund, oder der Geschmack wird unangenehm. So weiß ich, dass dieses Verlangen keinem echten Bedürfnis entspringt. Nachher ist es leichter, die Verbindung zu diesem falschen Verlangen und zu dem, was sich dahinter verbirgt, herzustellen.

Ich gebe dir hier ein persönliches Beispiel, um dies zu veranschaulichen. Eines Tages, an einem Spätnachmittag zu Hause, nach einer Zeit des intensiven Schreibens, das von einigen Telefonaten unterbrochen war, hatte ich ein dringendes Verlangen nach Chips. Beim ersten Bissen hatte ich fast sofort einen bitteren Geschmack im Mund. Warum hatte ich dann dieses Bedürfnis empfunden? Die Antwort kam im Bruchteil einer Sekunde. Bei meinen Anrufen hatte ich sehr große Ungeduld empfunden. Mehrmals war ich auf eine Mailbox gestoßen, die mich vor verschiedene Wahlmöglichkeiten stellte, die sich als unnütz für meine Zwecke erwiesen. Nach dem letzten Anruf mit mehreren Warteperioden, in denen ich mir dieselbe Werbung anhören musste, begleitet von einer Stimme, die um Geduld bat, erfuhr ich, dass das Gespräch weitergeleitet würde und ich aus diesem oder jenem Grund die ganze lange Nachrichtenleier noch einmal von vorne anfangen musste. Kurzum, am Ende meiner Geduld, drückte ich heftig den Aus-Knopf am Hörer. Ich hatte genug – und in diesem Moment fand ich mich in der Küche wieder.

Die Rolle der Chips, auf die ich eine unwiderstehliche Lust verspürte und die ich wirklich zu brauchen meinte, bestand darin, meinen Zorn zu besänftigen. In diesem Augenblick spürte ich das unmittelbare Bedürfnis, kräftig in etwas hineinzubeißen, um die „bissige" Einstellung, die ich bei den Kundendienstmitarbeitern gerne gehabt hätte, zu kompensieren. Bei Letzteren hatte ich mich zurückgehalten, weil ich wusste, dass sie nichts dafür konnten, denn für solche Entscheidungen war ihr Unternehmen zuständig. Ich beherrschte mich außerdem deswegen, weil ich mich schuldig gefühlt hätte, wenn ich meinen Zorn geäußert hätte, denn ich wusste, dass diese Leute, die in der Kundenservice-Abteilung arbeiten, im Allgemeinen geduldige und sehr zuvorkommende Menschen sind. Es ist daher schwierig, ihnen gegenüber harsch und ungeduldig zu sein, ohne sich anschließend schuldig zu fühlen. Daher also mein Verlangen, dies durch etwas „Harsches", Knuspriges zu kompensieren, das ich nicht brauchte.

Gelegenheiten, bei denen ich derartige Knabbereien esse und sie mir gut schmecken, sind dann gegeben, wenn ich mir das Recht zum Kompensieren zugestehe, und zwar ohne Schuldgefühle. Zur Erinnerung: Auf den Körper zu hören bedeutet nicht, dass wir ihm IMMER das geben, was er braucht. **Auf unseren Körper zu hören und auf unsere Bedürfnisse zu hören sind zwei verschiedene Dinge. Auf unseren Körper zu hören heißt, dass wir uns des physischen Körpers (und in diesem Fall unseres Essverhaltens) bedienen, um zu erkennen, was in unserem Inneren vor sich geht. Auf unsere Bedürfnisse zu hören heißt, zu wissen, was unsere drei Körper (der physische, emotionale und mentale) wirklich brauchen.**

Spüren wir dann Zorn, Ungeduld, Traurigkeit, Langeweile, Aggressivität etc., können wir herauszufinden, in welchem Maße wir diese Emotionen akzeptieren, indem wir beobachten, ob wir Schuldgefühle haben, wenn wir Speisen auswählen, die uns tendenziell dabei helfen, solche Gefühle und Empfindungen zu kompensieren.

Nehmen wir das Beispiel einer Person, die zornig auf einen Arbeitskollegen ist. Sie kommt nach Hause mit dem Verlangen, sich an irgendetwas abzureagieren, und findet sich mit dem Inhalt eines Eiscremebehälters wieder. Erkennt sie, noch während sie das Eis isst, dass sie es nicht braucht, sondern dass sie sich auf diese Weise abreagiert, dann kann sie mit dem Essen aufhören, bevor sie den ganzen Inhalt verschlungen hat, denn sie gibt sich das Recht, so zu handeln. Wenn sie überdies ihrem Körper sagt, sie sehe ein, dass sie diese Nahrung nicht im Geringsten braucht, und ihn darum bittet, so nachsichtig zu sein und das, was er nicht braucht, so schnell wie möglich auszuscheiden, dann wirkt es sich überhaupt nicht schädlich aus. Sich vorher für diese zusätzliche Arbeit zu bedanken, die sie ihrem Körper aufbürdet, ist eher ein Zeichen dafür, dass sie ihm Liebe entgegenbringt, als für Schuldgefühle.

Demgegenüber muss ich dich warnen, dass es nicht immer leicht ist zu erkennen, ob man sich wirklich akzeptiert. So kann man sich in dem Glauben wiegen, man akzeptiere sich, ohne dass dies wirklich so ist. Die meisten Menschen müssen mehrere Stufen auf der Ebene des Akzeptierens überwinden:

- Die erste Stufe besteht im Allgemeinen darin, zu verzichten und sich zu kontrollieren – so inakzeptabel findet man ein bestimmtes Verhalten.

- Danach tut man es trotzdem, fühlt sich jedoch anschließend schuldig.

- Auf der dritten Stufe wiegt man sich selbst in dem Glauben, man akzeptiere sich, und leugnet dabei die Realität.

- Und schließlich gelingt es einem, sich das Recht zuzugestehen.

Erst nach der letzten Stufe schaffen wir es, die Situation zu meistern. Ich sage bewusst „meistern" und nicht kontrollieren. Wir wissen, dass wir sie gemeistert haben, wenn wir uns entscheiden, etwas willentlich zu tun, und dabei bereit sind, die Konsequenzen auf uns zu nehmen. Ein Weg, herauszufinden, ob wir uns wirklich akzeptieren, besteht darin zu beobachten, welche Einstellung andere uns gegenüber haben. Wenn sie Schuldgefühle in uns wecken, uns beurteilen, ist es ein Zeichen, dass wir uns immer noch schuldig fühlen.

Bei jenen, die das Stadium der Akzeptanz nicht erreichen, kann es unter Umständen so weit kommen, dass sie an Bulimie (Ess-/Brechsucht), Anorexie (Magersucht) oder psychogener Hyperphagie bzw. Binge-Eating (Essanfälle ohne gewichtsregulierende Gegensteuerung) erkranken, vor allem in den Industrieländern. Welche Verbindung besteht zwischen diesen ernsten – mitunter sogar sehr ernsten – Problemen und dem, was auf psychischer Ebene geschieht? Wenn du an einem dieser Probleme leidest, dann erfährst du im Folgenden etwas über dich selbst.

Bulimie

Jemand, der an Bulimie leidet, lebt in der Regel mit einem unkontrollierbaren Hungergefühl, das ihn dazu bringt, in Heißhungeranfällen und unmäßig zu essen. Anschließend bringt er sich zum Erbrechen, nimmt Abführmittel oder treibt unverhältnismäßig viel Sport, um sein Gewicht zu halten. Statistiken zufolge kommen auf einen Mann mit diesem Problem neun Frauen.

Zu Beginn des Buches habe ich erwähnt, dass die Art, wie wir uns ernähren, unmittelbar mit unserer Mutter oder der Person, die seit unserer Kindheit an ihre Stelle getreten ist, in Verbindung steht. Hast du Bulimie, dann sagt dir dein Körper, dass einem Teil von dir zutiefst deine Mutter fehlt – in solchem Maße, dass du sie verschlingen willst, um sie in dich aufzunehmen. Nachher weist du sie zurück, wenn du dich zum Erbrechen bringst. Du hast einen großen inneren Widerspruch, und zwar wahrscheinlich schon von ganz jungem Alter an. Im Problem der Bulimie kann man Situationen des Abgelehnt- und Verlassenwerdens von dir wie auch von deiner Mutter wiederfinden. Ein Teil deiner selbst will seine Mutter so annehmen, wie sie ist – dann ist es dein Herz, das spricht –, und ein anderer Teil will sie ablehnen – dann ist es dein Ego, der Teil, der leidet, der die Oberhand gewinnt. Du verfährst auf diese Weise mit den Frauen in deinem Leben wie auch mit dir selbst, wenn du eine Frau bist. Du willst sie annehmen, und gleichzeitig suchst du sie zurückzuweisen. Du lebst fortwährend in einem Konflikt. Wenn du deine Mutter akzeptieren willst, hast du Angst, denn du weißt nicht, wie das geht, oder du fürchtest die Konsequenzen, und so kippst du in die Ablehnung. Bist du dann in der Phase der Ablehnung, fühlst du dich aber nicht gut. Darum lebst du in diesem Teufelskreis.

Aus welchen Gründen auch immer du Schwierigkeiten hast, deine Mutter zu akzeptieren: Dein Bulimie-Problem ist eine dringende Nachricht, dass es höchste Zeit für dich ist, deinen Frieden mit ihr zu machen und sie so zu akzeptieren, wie sie ist. Da im Bulimie-Problem ein Kontrollverlust liegt, finde die Verbindung zur Kontrolle, die deine Mutter über dich hatte, oder zu der Kontrolle, die du gerne über sie gehabt hättest. Es ist, als wolltest du sie kontrollieren und sie gleichzeitig zerstören.

Wenn du dieses Problem immer noch hast, dann haben deine Mutter und Frauen, die dich an deine Mutter erinnern, die Gabe, dein Leiden zum Leben zu erwecken, und das ist es, was dich in die Bulimie treibt. Frustration in deinem Umgang mit Frauen ist häufig die Ursache für eine Bulimie-Krise. Letztere wird zu einer automatischen Reaktion, und wenn du das bemerkst, ist es schon zu spät. Statt dich schuldig zu fühlen, solltest du dir sagen, dass du momentan Opfer dieser Bulimie bist und dass du es nach und nach schaffen wirst, Herr über dich selbst zu sein; dass es über deine Grenzen geht, das Problem sofort zu lösen. Sobald du die Entscheidung triffst, Frieden mit deiner Mutter zu schließen, wird das Problem sich verringern. Es geht darum, dass du die Entscheidung triffst und sie anschließend in die Tat umsetzt.

Frieden mit deiner Mutter zu schließen bedeutet, Mitgefühl mit ihr zu haben. Mach dir klar, dass sie dasselbe mit ihrer Mutter erlebt hat, dass sie genauso gelitten hat wie du. Mit ihr über Gefühle zu sprechen könnte euch sicherlich beiden helfen. Wenn ich davon spreche, Mitgefühl zu haben, dann meine ich damit nicht, einverstanden zu sein mit allem, was du mit ihr erlebt hast. Es heißt vielmehr, dich an ihre Stelle zu versetzen und zu spüren, dass sie dieselben Wunden hat wie du und ihr euch gegenseitig vergeben sollt, dass ihr gegenseitig ein ablehnendes Verhalten an den Tag gelegt habt. Näheres über diese Vergebung erfährst du im folgenden Kapitel. Wer einen anderen Menschen zurückweist, ist nicht zwangsläufig böse. Er leidet ganz einfach und weiß im betreffenden Augenblick keinen anderen Weg, mit der Situation umzugehen. Er hat so viel Angst davor, abzulehnen, dass er genau dies tut. Du erinnerst dich sicherlich daran: Je mehr man sich vornimmt, es nie wieder zu tun, umso mehr tut man es doch wieder.

Binge-Eating

Die sogenannte Binge-Eating-Störung erscheint wie die Bulimie, nur dass die betroffene Person kein Mittel einsetzt, um die beträchtliche Nahrungsmenge, die sie aufgenommen hat, wieder von sich zu geben. Personen mit dieser Störung zeichnen sich eher dadurch aus, dass sie fortwährend irgendetwas knabbern oder dadurch, dass sie viel mehr essen als der Durchschnitt. Sie leiden folglich an Übergewicht, im Gegensatz zu jenen, die bulimisch oder magersüchtig und vielmehr besessen sind von der Angst zuzunehmen.

Wenn du dich in dieser Problematik wiedererkennst, bedeutet dies, dass du deine Mutter ständig *verschlingen* willst: Du bekommst niemals genug. Du bist vielleicht eine sehr enge Verbindung mit ihr eingegangen. Die emotionale Nahrung, die du von deiner Mutter erhältst, ist jedoch nicht die, auf die du aus bist oder die du von ihr erwartest. Du fühlst dich häufig unbefriedigt. Ein Teil von dir möchte weniger abhängig von deiner Mutter sein, und ein anderer Teil kann gut ohne sie auskommen. Diese Haltung ist die meiste Zeit unbewusst, denn du wehrst dich dagegen, das Leid zu spüren, das du mit ihr erlebt hast. Kann es sein, dass du deinen Körper füllst, um besser fühlen zu können, was du mit deiner Mutter durchlebst? Ist es überdies möglich, dass du dich selbst zerstörst, indem du so isst, weil du dich schuldig fühlst wegen der Anklagen, die du (gedanklich) gegen deine Mutter vorbringst? Deine jetzige Art, dich zu ernähren, ist da, um dir zu helfen: damit dir klar wird, was du mit ihr durchlebst.

Ich kannte einen Mann, der innerhalb von wenigen Minuten große Mengen essen konnte. Ich konnte ihn mehrmals beobachten, als ich bei ihm zu Hause war und ihm nicht bewusst war, dass ich ihn aus der Entfernung sehen konnte. Hätte ich ihn nicht mit eigenen Augen gesehen, hätte ich seinen Worten geglaubt, als er eine halbe Stunde später, als er am Tisch Platz nahm, verkündete, er habe großen Hunger. Beim Essen verspeiste er eine gute Portion, wie gewöhnlich. Er schien sich überhaupt nicht mehr an seine heimliche Nahrungsaufnahme in der Ecke seiner Küche zu erinnern. Somit hat dieser Mann immer ein Problem mit Übergewicht gehabt.

Als ich begann, mich für Essstörungen zu interessieren, stellte ich ihm daher mehrere Fragen über die Beziehung zu seiner Mutter. Er teilte mir mit, er habe sich seiner Mutter stets geschämt und sei eines Tages zu der Ansicht gelangt, nichts mehr mit ihr gemeinsam zu haben; daher entschied er sich, den Kontakt abzubrechen. Er vertraute mir auch an, dass er nichts empfunden habe, als sie starb, und sie niemals beweint oder vermisst habe. Ich verstand, wie sehr er in Bezug auf seine Mutter in seiner Leugnung gefangen war. Vor allem als ich erfuhr, dass er nicht verstand, warum sie den anderen Familienmitgliedern erzählte, er sei immer ihr Lieblingskind gewesen und fehle ihr sehr. Da er sich immer kontrollierte, um zu vermeiden, sein legitimes Bedürfnis gegenüber seiner Mutter wie auch seine Schuldgefühle zu fühlen, sich völlig von ihr getrennt zu haben, verlor er die Kontrolle beim Essen. Er wollte absolut nicht zugeben, dass er seine Mutter brauchte.

Wenn du feststellst, dass du an Binge-Eating leidest, schlage ich dir vor, ebenfalls Frieden mit deiner Mutter und mit dir selbst zu schließen, so wie es im Abschnitt über die Bulimie und im letzten Kapitel beschrieben wird.

Anorexie (Magersucht)

In der Medizin wird Anorexie auf zweifache Weise definiert: Es gibt die **„funktionelle" Anorexie,** also einen Appetitverlust, der zum Beispiel als Symptom von Krankheiten auftreten kann. Dann gibt es die *Anorexia nervosa* bzw. *Anorexia mentalis,* eine psychische Störung, die sich insbesondere in einem beträchtlichen Gewichtsverlust äußert. Letztere ist verknüpft mit einer *willentlichen* Essbeschränkung, selbst wenn die Ursachen dieser selbst auferlegten Entbehrungen jenen, die daran leiden, nicht bewusst sind. Zusammenfassend kann man sagen, dass der Patient bei der psychisch bedingten Magersucht gegen den Hunger ankämpft, während er bei der „funktionellen" Anorexie den Appetit verloren hat.

Leidest du an *Anorexia nervosa* – nervöser Magersucht –, weist dies darauf hin, dass du deine Mutter vollständig ablehnst. Auch hier wurde festgestellt, dass neun von zehn Betroffenen Frauen sind.

Bist du männlichen Geschlechts, war deine Mutter dein erstes Modell des weiblichen Prinzips. Wenn du deine Mutter ablehnst, bedeutet dies, dass du auch das weibliche Prinzip in dir zurückweist. Du neigst wahrscheinlich auch dazu, Frauen abzulehnen, ohne recht zu wissen, warum.

Bist du eine Frau, lehnst du die Mutter und die Frau in dir wie auch deine weibliche Seite ab. Wenn du Kinder hast, fürchtest du dich sicherlich davor, dieselbe Art von Mutter zu sein oder zu werden, wie deine Mutter es gewesen sein muss, und indem du alles tust, um die Rolle der perfekten Mutter zu bekleiden, bist du selten im Einklang mit dir selbst. Es ist sehr wahrscheinlich, dass du dich häufig als Frau und Mutter selbst infrage stellst.

Einen sehr mageren Körper zur Schau zu stellen, der in sexueller Hinsicht nur wenig Reize bietet, mag dir – unbewusst – als geeignetes Mittel erscheinen, um die Tatsache, dass du eine Frau wirst, zurückzuweisen. Aus diesem Grund wird das Problem der Magersucht größtenteils bei Jugendlichen in der Pubertät ausgelöst.

Das Problem erscheint nicht ganz so gravierend, wenn es sich um **„funktionelle" Anorexie** handelt, denn diese Form ist temporär. Sie wird im Allgemeinen infolge eines Traumas, eines Schocks oder einer schweren Krankheit

156

ausgelöst. Diese Art von Ablehnung der Frau ist also nicht dauerhaft. Die nervöse Anorexie bzw. *Anorexia mentalis* wiederum hat sehr viel schwerwiegendere Auswirkungen. Manche sterben sogar daran.

Das – nicht realistische – Streben nach Perfektion ist auch bei den Magersüchtigen sehr stark präsent. Dir sollte dringend klar werden, welch ein großartiger Mensch du bist, und zwar indem du lernst zuzulassen, dass du dir Genuss bereitest und dich nicht von jeglichem Essens- und sexuellen Genuss abkoppelst. Dass du dich in diesem Maße ablehnst, weist darauf hin, dass du regelmäßig Schuldgefühle hast wegen dem, was du bist und was du tust. Du verlangst viel zu viel von dir, deine Erwartungen sind unrealistisch.

Falls du glaubst, die Tatsache, dass du dich auf diese Weise von physischem Genuss isolierst, könne dir helfen, den Preis für deine Schuldgefühle zu bezahlen, dann muss ich dir leider mitteilen, dass diese Annahme falsch ist. Je mehr du dich bestrafen willst, umso größer werden die Schuldgefühle. Statt jedoch weiterhin Schuldgefühle zu hegen, weil du bist, was du bist, warum entscheidest du dich nicht lieber dafür, von Folgendem auszugehen: Unabhängig davon, welche Entscheidungen du in Bezug auf das triffst, was du im Leben sein willst – du selbst wirst stets die Konsequenzen dafür tragen müssen. **Akzeptiere außerdem die Tatsache, dass es im Leben keine Irrtümer gibt, es gibt nur Erfahrungen, die uns helfen, unser Urteilsvermögen zu entwickeln.**

Du kannst dich also entscheiden, das zu sein, was du willst, und das zu tun, was du möchtest, um dich entsprechend zu entwikeln, ohne dass du deswegen irgendjemandem Rechenschaft ablegen müsstest. Und vor allem kannst du dir mehr Genuss im Leben erlauben. Indem du die Konsequenzen deiner Wahl und deiner Entscheidungen trägst, wirst du erkennen, was für dich sinnvoll und nützlich ist.

Hierin liegt der Hauptgrund, warum eine Person sich entscheiden sollte, einen Aspekt ihrer selbst zu ändern. Sie kann auf diese Weise entdecken, was für sie sinnvoller ist. Sie sollte nicht versuchen, sich lediglich deswegen zu ändern, weil eine kleine Stimme in ihr sagt, dass es schlecht sei, und daher Schuldgefühle in ihr weckt, so zu sein. Sie sollte vielmehr auf die Stimme ihres Herzens hören, die sie anfleht, sich selbst zu akzeptieren. Diese Stimme hat Recht. Indem sie sich selbst akzeptiert, wird es ihr leichter fallen, ihre Mutter zu akzeptieren, die, wie sie selbst, an der Wunde der Ablehnung litt.

Zwanghaftes Verhalten

Die drei im Vorhergehenden aufgeführten Essstörungen werden mit Zwangsstörungen in Verbindung gebracht. Es kann jedoch bei der Ernährung auch andere Arten von Zwangsverhalten geben.

Zum Beispiel: Gehörst du zu denen, die ihr Menü mehrere Tage im Voraus planen und gewissenhaft dafür sorgen, bestimmte Produkte, die du als „schlecht" beurteilst, zu meiden? Oder versagst du dir mehrere Nahrungsmittel, die du magst, um zu gewährleisten, dass du immer gesund isst? Strebst du nach vollkommener Perfektion in deiner Ernährung, und zwar in solchem Maß, dass du dich zunehmend von jedem sozialen und familiären Leben ausschließt? Dies sind verschiedene zwanghafte Verhaltensweisen.

Im Allgemeinen versucht man mit solchen Verhaltensweisen, eine tiefe Angst zu beruhigen. Hierin liegt der

Grund, warum ein solcher Mensch durch seine Ernährung kompensiert, und zwar, indem er sich kontrolliert oder die Kontrolle verliert. Es ist, als wäre dies im Augenblick der Angst das einzige Mittel, das anzuwenden er in der Lage ist und von dem er glaubt, es könne seine Angst mildern. Es wird zu einem Teufelskreis. Denn das Mittel, das er zum Verringern seiner Angst einsetzt, verursacht bei ihm eine andere Form der Angst, nämlich die, dieses zwanghafte Verhalten nicht wieder drosseln zu können.

In der Psychoanalyse wurde festgestellt – und auch ich habe es verschiedentlich bemerkt –, dass ein großer Prozentsatz derjenigen, die von solchen Essstörungen betroffen sind, in ihrer Kindheit oder Jugend sexuellen Missbrauch erlebt hat. Spricht man von sexuellem Missbrauch, dann ist nicht unbedingt der sexuelle Akt gemeint. Manche Kinder und Jugendliche können sich schon allein durch angedeutete Blicke oder Worte von Erwachsenen, die die Rolle der Eltern innehaben, körperlich missbraucht fühlen. Die Angst vor sexuellem Missbrauch richtet unter Umständen ebenso viel Schaden an wie der Missbrauch selbst. So kann zum Beispiel das Mädchen, das sieht, wie der Vater Inzest mit der großen Schwester begeht, ein Trauma davontragen, selbst dann, wenn ihr Vater sie selbst nicht anrührt.

Häufig wird der sexuelle Appetit mit dem Appetit nach etwas Essbarem in Verbindung gebracht. Die Art und Weise, wie das Kind reagiert, bestimmt, wie dieser Appetit später beeinflusst wird. Ein kleines Mädchen, das beispielsweise eine bestimmte Form des Missbrauchs zugelassen hat, weil es die einzige Zuwendung war, die es überhaupt erhielt, reagiert vielleicht, indem es sich selbst als Sau oder Hure behandelt. Es nimmt sich vor, seine sexuellen Regungen zu unterdrücken, was zu einem

Kontrollverlust bei der Nahrungsaufnahme führt. Zudem verleitet der Umstand, einen dicken oder – umgekehrt – einen mageren Körper zu haben, es zu der Annahme, es sei weniger begehrenswert und daher bestünde eine geringere Wahrscheinlichkeit, Missbrauchssituationen anzuziehen oder sich in einer solchen Situation wiederzufinden.

Im Lauf der achtundzwanzig Jahre, die ich nun unterrichte und in denen ich zahlreichen Menschen begegnet bin, die vom Charakter her dem zwanghaften Typ entsprachen, ist mir klar geworden, dass dies Menschen mit passiven Schuldgefühlen sind, deren Minderwertigkeitsgefühle genauso groß sind wie ihre Schuldgefühle. Da diese Gefühle passiv sind, werden sie verdrängt und intensivieren sich, ohne dass die Betroffenen es merken. Sie entwickeln deswegen großen Groll und häufig sogar Hass auf einen ihrer Elternteile oder jemanden, der die Elternrolle übernommen hat. Hass entwickelt sich, wenn wir empfundenen Schmerz verdrängen oder leugnen.

Warum ruft dieser Groll einen zwanghaften Charakter hervor? Weil diese Menschen ihren Groll so stark wegdrängen und ihn vollständig leugnen, dass er, in elementarer Form, ununterbrochen wächst und folglich immer mehr Raum in ihrem emotionalen und mentalen Körper einnimmt. Es erfordert noch mehr geistige Kraft und konstante Aufmerksamkeit der betroffenen Person, diesen Groll zu negieren, wodurch eine Fixierung verursacht wird. Darum entwickelt sie einen zwanghaften Charakter. Je stärker der Groll oder der Hass ist, desto mehr Bedeutung erhält der Zwang.

Ich hatte auch das Vergnügen, den großen Unterschied in Einstellung und Verhalten bei diesen Menschen zu beobachten, nachdem sie der anderen Person und sich selbst wirklich vergeben hatten. Ich kann es mir nicht verkneifen, in allen meinen Büchern, in allen Workshops und Vorträgen von Vergebung zu sprechen. Ich habe gesehen, wie sich als Folge des Vergebens derartige Wunder vollzogen, dass ich im tiefsten Innern weiß, dass dies das Mittel schlechthin ist, um Heilung zu erlangen – sowohl physische Heilung als auch emotionale und geistige. Darum werde ich im nächsten Kapitel noch näher darauf eingehen.

Kapitel 7

Uns in dem, was wir gewählt haben, akzeptieren und lieben

In meinen Büchern, meinen Workshops und Vorträgen komme ich immer wieder auf die echte Liebe zurück. Warum? Weil wir alle es brauchen, dass etwas wiederholt wird – immer und immer wieder. Auch nach achtundzwanzig Jahren des Lehrens macht es mir trotz allem immer noch genauso viel Freude, darüber zu sprechen, denn es erinnert mich immer wieder daran, wie wichtig es ist, in Liebe zu leben.

Wir wissen, dass wir uns wirklich akzeptieren und lieben, wenn wir die innere Einstellung und das Verhalten, das wir gewählt haben, nicht im Geringsten bewerten. Wie du in den ersten Kapiteln dieses Buches sehen konntest, hast du je nach deinen Wunden, die aktiviert wurden, bestimmte unterschiedliche Verhaltensweisen. Dies gilt auch für dein Essverhalten, vor allem dann, wenn du nicht auf deine Bedürfnisse hörst.

Dich annehmen bedeutet in diesem Fall, dass du dir das Recht zugestehst bzw. dir erlaubst und beobachtest, dass dein Handeln augenblicklich wegen einer deiner Wunden nicht dem entspricht, was du sein willst. Somit bist du nicht wirklich das, was du sein willst – du bist eher das, was du nicht sein willst. Ich schlage dir vor, den folgenden Satz abzuschreiben und ihn gut sichtbar in deiner Küche anzubringen, wenn du den Grundsatz des Akzeptierens im Bereich der Ernährung anwenden willst:

Ich kann nicht dahin gelangen, das zu sein, was ich sein will, bevor ich nicht akzeptiert habe, das zu sein, was ich nicht sein will.

Ich habe ein ganzes Buch zum Thema des Akzeptierens geschrieben[5], so groß ist der Widerstand, wenn es darum geht, dieses Konzept umzusetzen. Es ist immer unser Ego, das uns zum Widerstand aufstachelt. Wusstest du, dass **das Ego alles in seiner Macht Stehende tut, uns in der Vergangenheit zu halten, um seine Existenz zu rechtfertigen? Und es treibt uns dazu, zu „futurisieren" – in der Zukunft zu leben –, um sein Überleben zu sichern.** Daher weißt du sofort, dass dein Ego dich lenkt, wenn du nicht im gegenwärtigen Augenblick lebst und infolgedessen nicht mehr auf deine Bedürfnisse hörst.

Außerdem: Sobald du irgendeine Art von Unbehagen, Gefühlsaufwallung oder Unzufriedenheit empfindest, ist es ein Hinweis darauf, dass gerade eine deiner Wunden durch eine Situation, einen anderen Menschen oder einen deiner Gedanken aktiviert worden ist und dass dein Ego wieder die Oberhand gewinnt. Du bist folglich nicht mehr du selbst.

Betrachten wir gemeinsam, wie du dich entsprechend den verschiedenen Wunden selbst annehmen und dabei gleichzeitig mitwirken kannst, sie zu heilen – was bedeutet, dass du selbst dein Leben lenken wirst. Ist es nicht wunderbar, dass du dein Essverhalten nutzen kannst, um deine Wunden zu heilen, und dabei nicht nur deinem physischen Körper zu helfen, sondern auch deinem emotionalen und mentalen Körper? Hier die wichtigsten

---

5 *Das Liebes-Coaching – Liebe ohne Wenn und Aber: Das wahre Geheimnis glücklicher Beziehungen.* Windpferd 2008.

Phasen, die in diesem letzten Kapitel noch einmal zusammengestellt werden:

Deine Wunden entdecken

Als Erstes schlage ich dir vor, die Blätter deines täglichen Ernährungsprotokolls mithilfe der Zusammenfassung auf Seite 219 am Ende des Buches zu untersuchen.

Nachdem du deine Ernährungsangaben an diesem Tag vervollständigt hast, achte besonders auf jene Momente, in denen du nicht auf deinen Körper gehört hast. Nimm dir anschließend einige Augenblicke Zeit, um zu prüfen, mit welcher/n Wunde(n) diese Art der Nahrungsaufnahme tendenziell zusammenhängen könnte, indem du dich auf das zweite Kapitel stützt. Wenn es dir möglich ist, diese Rückschau jeden Tag durchzuführen, wird es leichter für dich, in einer Situation schnell Abhilfe zu schaffen. Ansonsten merkst du vielleicht, dass dasselbe Essverhalten – verknüpft mit einer noch unbewussten unangenehmen Situation –, sich seit mehreren Tagen wiederholt und fortbesteht.

Sobald du dies bemerkst, stelle fest, welche kontrollierende Einstellung du wegen dieser aktivierten Wunde, wie sie im ersten Kapitel beschrieben wurde, entwickelt hast. Mithilfe der Eintragungen in deinem Protokoll erkennst du jene Momente, in denen nicht du selbst die Steuerung über dein Leben innehattest, da du in deinen Gefühlen verletzt warst oder aber Angst hattest, verletzt zu werden oder jemand anderen zu verletzen.

Dieser Bewusstwerdungsprozess ist sehr wichtig, damit dir wirklich klar wird, was du für dich selbst nicht mehr willst und mithin, was du stattdessen willst. Denke jedoch daran, dass das Ziel dieser Übung nicht darin besteht, dir

Schuldgefühle zu verursachen, dir selbst einen Rüffel zu erteilen, weil du an jenem Tag in einen Zustand des Reagierens geraten bist. Tatsächlich wird es sich nur dann positiv auf dich auswirken, wenn du dankbar dafür sein kannst, dass du mehr Klarheit erlangst, und wenn du dir das Recht zugestehst, IM AUGENBLICK noch nicht immer das sein zu können, was du sein willst.

Angenommen, eines Tages bemerkst du, dass du tagsüber kaum etwas gegessen und noch nicht einmal daran gedacht hast. Erst am Ende des Tages hast du begonnen, Kekse zu futtern, ohne wieder aufhören zu können, ja sogar, ohne zu wissen, wie viele du davon gegessen hast. Nachdem du die kontrollierenden Verhaltensweisen in deinen Wunden überprüft hast, erkennst du, dass dieses Verhalten mit den Wunden der Ablehnung und der Ungerechtigkeit in Zusammenhang steht. Du denkst nach, und dir wird klar, dass du dich einen Gutteil des Tages abgelehnt hast. Vielleicht geschah dies deswegen, weil du die Befürchtung hattest, mit einer bestimmten Aufgabe in Verzug zu geraten und dafür von deinem Vorgesetzten kritisiert zu werden? Oder du hast dir Vorwürfe gemacht, weil du dich einer Situation nicht gewachsen fühltest? Oder du hast dieselbe Aufgabe immer wieder neu angefangen, ohne mit deiner Arbeit zufrieden zu sein, denn deiner Meinung nach war sie nie gut genug?

Wichtig ist hier, dass du dir die Zeit nimmst, dich zu fragen, in welchem Augenblick du dir Ablehnung entgegengebracht hast oder Angst hattest, von jemand anderem abgelehnt zu werden, oder dir Vorwürfe machtest, jemand anderen abgelehnt zu haben. Alles, was wir im Leben erfahren, sei es angenehm oder unangenehm, setzt sich stets in Form eines Dreiecks fort:

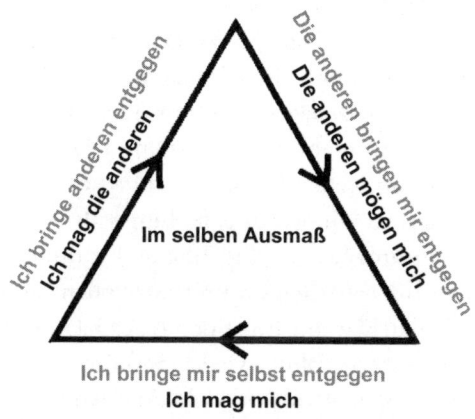

Im selben Ausmaß

Ich bringe mir selbst entgegen
Ich mag mich

Sind zwei Wunden beteiligt, wie im oben zitierten Beispiel, dann wirst du sehen, dass die Zusammenhänge zur anderen Wunde sich leicht herstellen lassen, wenn du mit einer Wunde arbeitest.

Du kannst nun die Verbindung zwischen deinem Essverhalten an diesem Tag und dem, was du erlebt hast, herstellen. Da du dich ablehntest, sahst du dich nicht als wichtig genug an, um dich zu ernähren, du hast nicht einmal ans Essen gedacht. Gegen Ende des Tages hast du die Kontrolle verloren, denn deine Wunde der Ungerechtigkeit wurde berührt. Sie bringt zum Ausdruck, dass du dir selbst gegenüber sehr ungerecht bist. Entweder kontrollierst du dich – nicht genug Nahrung –, oder du verlierst die Kontrolle – zu viel Nahrung. Ein schöner Beweis für Ungerechtigkeit dir selbst gegenüber.

Erinnere dich daran, dass uns – wie psychologische Forschungen ergeben haben – im Allgemeinen kaum zehn Prozent dessen, was in uns vorgeht, bewusst ist. Wir lassen zu, dass unser Ego uns daran hindert, bewusster zu sein. Möglicherweise ist die erste Reaktion ein Leugnen, die Beteuerung: *Aber nein, ich habe heute überhaupt keine Erfahrung der Ablehnung gemacht ...* oder: *Ich habe mich nicht beschuldigt.* Solch ein Leugnen ist ein Trick des Ego, um zu vermeiden, dass uns unsere Wunden bewusst werden. So kann es die Führung unseres Leben innehaben und sich dabei selbst überzeugen, es kenne unsere Bedürfnisse besser als wir selbst, was ihm dazu verhilft, immer weiter zu bestehen.

Wenn du Schwierigkeiten hast, den Zusammenhang zwischen der Wunde und den an dem betreffenden Tag oder am Vortag erlebten Geschehnissen herzustellen, erzwinge nichts; vermeide es jedoch, die Tür deines Bewusstseins zu schließen. Du kannst deinen inneren Gott bitten, dir dabei zu helfen herauszufinden, in welcher Situation deine Wunde aktiviert wurde. Vergiss diese Bitte anschließend wieder und beschäftige dich mit etwas anderem. Die Antwort kommt uns häufig spontan, unbemerkt. Suche den Auslöser vor allem nicht zu weit in der Vergangenheit, deine Reaktion im Essverhalten erfolgt im Allgemeinen in den darauf folgenden vierundzwanzig Stunden.

Hast du also deine Erfahrung der Ablehnung an diesem Tag erfolgreich entdeckt, beruhige dein inneres Kind, das leidet. Sag ihm, dass du bei ihm bist und dass es ganz menschlich und normal ist, noch Wunden zu haben, die nicht ganz geheilt sind. Du kannst es noch mehr beruhigen, indem du ihm mitteilst, dass du die Absicht hast, diese Wunden eines Tages zu heilen, dass dies jedoch noch eine gewisse Zeit dauert.

Anschließend sagst du deinem inneren Gott DANKE dafür, dass er diese Bewusstwerdung heute vollbracht hat – anhand deines Ernährungsverhaltens. NIEMALS, keinesfalls, darf darin eine Bewertung, Anklage oder Kritik deinerseits enthalten sein. Ich weiß, dass dies leichter gesagt ist als getan. Insbesondere wenn du erkennst, dass deine nicht erwünschten Verhaltensweisen schon eine ganze Weile fortbestehen, oder wenn du meintest, gewisse Dinge bereits wirklich gelöst zu haben.

Darüber hinaus bedanke dich bei deinem Körper dafür, dass er gerne mit dir zusammenarbeitet, indem er alles verdaut, verarbeitet und ausscheidet, woran du an diesem Tag keinen Bedarf hattest. Er hat ebenfalls das Bedürfnis, beruhigt zu werden. Erkläre ihm deine Entwicklung damit, dass du gerade dabei bist, dich anhand deiner Ernährungsweise besser kennenzulernen, und dass du nach und nach besser in der Lage sein wirst, auf seine Bedürfnisse zu hören. Dein Körper wird sehr viel bereitwilliger mit dir zusammenarbeiten, wenn er spürt, dass du dich wirklich akzeptierst, dass du dir **das Recht zugestehst, noch nicht bei dem angelangt zu sein, was du sein willst.**

So verhält es sich mit allem. Haben **wir uns erst einmal in irgendeinem Zustand akzeptiert, wird ein Veränderungsvorgang angestoßen.** Je weniger man sich akzeptiert, umso weniger ändert sich etwas. Je mehr man sich akzeptiert, desto mehr ändert sich. Dein Ego ist nicht in der Lage, diese Aussage zu verstehen, denn sein Verständnis ist nur geistig, begrenzt und vergangenheitsbezogen, während diese Aussage eine spirituelle Grundlage ist, die nur mit dem gegenwärtigen Moment in Beziehung steht. Die Überzeugung des Ego lautet: Akzeptierst du dich, wenn du zu viel oder nicht genug isst oder etwas isst, das du nicht brauchst, dann wird die Situation fortbestehen, nichts wird sich ändern. Seine Überzeugung geht davon aus, dass die Dinge sich verschlimmern und du noch unglücklicher bist, wenn du dir erlaubst, auf eine bestimmte Weise zu sein oder zu handeln. Darum bringt es dich dazu, dich schuldig zu fühlen, in der Hoffnung, dass du auch weiterhin auf es hörst. Es ist davon überzeugt, dich so zu schützen. Das Ego vermag nicht zu verstehen, dass jegliche Veränderung AUSSCHLIESSLICH durch das Akzeptieren in Gang gesetzt wird und nicht durch Kontrolle.

Wunden heilen

Die oben beschriebene Vorgehensweise solltest du jeden Abend durchführen, nachdem du dein Protokoll fertiggestellt hast und siehst, dass dein Essverhalten nicht mit deinen Bedürfnissen übereingestimmt hat. Willst du noch weiter gehen und deine Ernährungsweise zur Heilung deiner Wunden nutzen, hier einige Schritte, die du zusätzlich ausführen kannst. Du solltest jedoch wissen, dass dies etwas mehr Zeit und vor allem Mut und die Fähigkeit loszulassen erfordert, damit du dem zu begegnen vermagst, was sich wirklich in deinem Inneren abspielt. Es impliziert, dass du wirklich Verantwortung für dich übernehmen musst.

Der größte Vorteil der Arbeit an sich selbst ist, dass eine solche Situation der Ablehnung und der Ungerechtigkeit ein für alle Mal geregelt wird und daher in einer zukünftigen ähnlichen Situation diese beiden Wunden nicht mehr aktiviert werden. Du erlebst die Erfahrung völlig anders und objektiver, weniger emotional aufgeladen.

Emotionen und Beschuldigungen

Die erste Phase ist, dass du dir dessen bewusst wirst, was du lebst.

Nehmen wir das weiter oben zitierte Beispiel, in dem du tagsüber kaum etwas gegessen und dann die Kontrolle verloren hast, das Beispiel also, bei dem deine Wunden der Ablehnung und der Ungerechtigkeit involviert waren. Wessen hast du dich im Zusammenhang mit der Situa-

170

tion an jenem Tag beschuldigt? Kann es sein, dass du dir Vorwürfe gemacht hast, ungenügend vorbereitet gewesen zu sein und bis zur letzten Minute gewartet zu haben, um diese Arbeit zu verrichten? Du hast dich also beschuldigt, Folgendes zu sein ...

Wenn diese Art der Innenschau für dich relativ neu ist, empfehle ich dir, alle Antworten, die in dir aufsteigen, aufzuschreiben. Deine Selbstanklagen schreibst du nur auf der Ebene des SEINS. Zum Beispiel: Ich habe mich für inkompetent gehalten, für zu langsam, unfähig und feige (denn ich habe es nicht gewagt, etwas von meiner Chefin zu verlangen), ich dachte, ich sei zu grob gegenüber meinen Arbeitskollegen ...

Wie hast du dich in der Situation gefühlt, und wie fühlst du dich, wenn du den Tag noch einmal rückblickend betrachtest? Schreibe so viele Emotionen und Empfindungen wie möglich auf, und zwar folgendermaßen: *Ich fühle mich enttäuscht ... frustriert ... beunruhigt.* Und vergiss vor allem nicht den Zorn und die Traurigkeit. Sie finden sich immer hinter allen Gefühlen, die man durchlebt.

Außerdem: Wenn du deinen Tag sorgfältig durchgehst, hast du andere beschuldigt? Ist es möglich, dass du deiner Chefin vorgeworfen hast, zu viel zu verlangen – dass sie dir deiner Meinung nach mehr Zeit hätte lassen oder dir mehr Hilfe für diese Arbeit hätte gewähren sollen –, so dass auf diese Weise die Wunde der Ungerechtigkeit geweckt wurde? Vergiss nicht, die Beschuldigungen auf der Ebene des SEINS ebenfalls bezogen auf die andere Person aufzuschreiben. Beispiel: *Ich habe sie beschuldigt, ungerecht, fordernd, unempfänglich für meine Probleme, kalt ...* zu sein.

Diese Innenschau ermöglicht es, dass du mit dem Zorn und den Schuldgefühlen in Kontakt trittst, die du infolge der Serie von Anschuldigungen im Verlauf des Tages empfunden hast. Lass zu, dass du jede Emotion richtig fühlst. Ein gutes Mittel ist es, darauf zu achten, an welcher Stelle im Körper du jedes dieser Gefühle spürst. Danach lässt du sie den Raum einnehmen, den sie im Moment benötigen. Statt dich gegen deine Gefühle zu wehren oder sie zu leugnen, sag dir, dass es unmöglich ist, jemanden anzuklagen, zu beurteilen oder sich selbst zu beschuldigen, ohne Zorn und Schuldgefühle zu empfinden. Das gehört zum Menschsein dazu. Erst wenn wir fähig sind, eine Situation zu beobachten, ohne sie als gut oder schlecht wahrzunehmen – also ohne jegliche Bewertung –, können wir uns all diese Gefühle ersparen.

Mit großer Wahrscheinlichkeit wirst du danach bemerken, dass du dir, bezogen auf deine Ernährungsweise, dieselben Dinge vorwirfst, die du dir im Verlauf der unterschiedlichen Situationen des Tages vorgeworfen hast. Du beschuldigst dich zum Beispiel, nicht auf deine Bedürfnisse zu hören, dich zu vergessen, zu lange zu warten, bevor du etwas isst usw. Überdies fühlen wir uns angesichts unserer Ernährung in ebensolchem Maße schuldig, wie wir uns wegen der Dinge, die uns zu dieser Art des Essverhaltens treiben, schuldig fühlen.

Schuldgefühle

Das Thema Schuldgefühle ist in diesem Buch von Anfang an häufig vorgekommen. Denn selbst wenn sie offensichtlich der Hauptgrund sind, weshalb es so vielen Menschen schwer fällt, loszulassen und auf ihre Bedürfnisse zu hören, so gibt es nichtsdestoweniger ziemlich viele Menschen, denen das Ausmaß ihrer Schuldgefühle nicht bewusst ist.

Obwohl ich in allen Seminaren und Workshops, in allen Vorträgen und all meinen Büchern von Schuldgefühlen und Verantwortung spreche, habe ich dennoch das Bedürfnis, diese Themen auch hier wieder zu vergegenwärtigen, die so wichtig für eine dauerhafte Transformation auf allen Ebenen sind, insbesondere jedoch auf der Ebene des Seins.

Wie oft habe ich Leute alle möglichen Gründe vorbringen hören, da ihnen nicht bewusst ist, dass sie ihre Schuldgefühle leugnen! *Ich fühle mich nicht schuldig, ich achte nur darauf, dass ich nicht zunehme ... Ich bin eben dick, wie auch die anderen Frauen in meiner Familie, ich habe keine andere Wahl ... Ich will nur meine Frau nicht kränken, sie gibt sich immer so viel Mühe, mir kleine, leckere Gerichte vorzusetzen ... Ich gönne mir einen Genuss, das ist alles, ich fühle mich nicht schuldig ...* Wenn diese Menschen die Notwendigkeit spüren, sich so zu rechtfertigen, so wegen ihrer Schuldgefühle.

Bei einer Kreuzfahrt sollten mein Mann und ich das Abendessen jeden Tag an einem Tisch für acht Personen zusammen mit denselben anderen Reisenden einnehmen. In der Gruppe war eine sehr schlanke – ich würde sogar sagen magere – Dame, die von ihrem SEHR dicken Ehemann begleitet wurde. Sie machte fortwährend anzügliche Bemerkungen über die dicken Leute, die an unserem Tisch vorbeigingen. Ihr Begleiter seinerseits gab vor, nichts zu hören. Es war also leicht zu sehen, dass sie Dicke nicht akzeptierte – sich selbst eingeschlossen, wenn sie versehentlich mal ein Kilo zunahm. Sie nannte die Übergewichtigen lasch und willensschwach und behauptete, wenn sie nur wirklich wollten, dann wären sie nicht so dick.

Sie beteuerte, SIE äße niemals Nachtisch; doch ich bemerkte, dass sie sehr häufig vom Teller ihres Mannes naschte und außerdem sehr viel Wein trank – der Zucker enthält. Ich bin sicher, dass sie nicht einmal bemerkte, wie oft sie vom Teller ihres Mannes aß. An einem Abend verkündete sie, sie habe beschlossen, mindestens einen Monat lang kein Brot zu essen und ihren Weinkonsum zu reduzieren. Ich fragte sie, ob sie sich schuldig fühle, das zu essen oder zu trinken, was sie sich verbot.

Was für eine Reaktion! Es war klar, dass meine Frage sie schockierte. In schroffem Ton erklärte sie mir, sie habe in ihrem Alter schon seit Ewigkeiten keine Schuldgefühle mehr gehabt. Ich überprüfte bei den anderen am Tisch, ob sie sich manchmal schuldig fühlten, denn ich hörte, wie sie häufig wiederholten, sie hätten tagsüber getrickst, müssten sich in Zukunft beherrschen, hätten nicht genügend Willenskraft etc. Niemand gab zu, dass er Schuldgefühle hatte. Es war, als sei dieses Thema plötzlich tabu geworden, als ginge es sie nichts an. Ich wechselte schnell das Thema, als ich bemerkte, dass unsere Mitreisenden sich weigerten, das zu fühlen, was sie innerlich beherrschte. Ich konnte dennoch nicht umhin, während der ganzen Kreuzfahrt genau zu beobachten und hinzuhören, und du kannst dir nicht vorstellen, wie oft ihre Handlungen und Worte von Schuldgefühlen zeugten. Von diesem Augenblick an bin ich verstärkt auf diese Problematik aufmerksam geworden, und zwar in verschiedenen Ländern. Daher auch meine Entscheidung, häufiger über Schuldgefühle zu sprechen.

Was das anbelangt, solltest du dich nicht entmutigen lassen, falls du merkst, dass dein verstärkter Blick auf das, was du isst, zutage fördert, dass deine Schuldgefühle vielleicht doch noch stärker sind, als du es gerne glauben möchtest. Falls du dich nach der Ursache von so vielen Schuldgefühlen auf dieser Welt fragst, hier zwei Hauptgründe, die mir aufgefallen sind:

- Man meint, wenn man sich schuldig fühlt, werde man es nicht wieder tun. Diese Überzeugung hegt man auch in Bezug auf andere. Das ist der Grund, weshalb wir dazu neigen, Schuldgefühle in ihnen zu wecken.

- Man hält sich für einen guten Menschen, weil man meint, ohne Schuldgefühlen sei man schlecht oder gleichgültig. Dasselbe denkt man auch von den anderen.

Verstehst du jetzt, warum so viele Menschen unaufhörlich beteuern, dieses oder jenes nicht mehr essen zu wollen? Zum Beispiel: *Ab nächsten Montag werde ich mich auf Diät setzen, damit ich das ganze Wochenende über „tricksen" kann.* Sie machen sich weis – und versuchen, das auch anderen weiszumachen –, ihr Gewicht oder ihre Zügellosigkeit beim Essen sei ihnen nicht egal, denn sie hätten ja beschlossen, es käme nie wieder vor. Im Fall eines Schuldgefühls genügt es leider nicht, einen Entschluss zu fassen, so ehrlich er auch gemeint sein mag.

Hast du diese Worte schon irgendwann einmal in deinem Leben ausgesprochen? Falls ja, hat es dir die erhofften Ergebnisse gebracht? Eigentlich nicht, oder? Natürlich hast du dich eine gewisse Zeit lang kontrollieren können, um schließlich in diesem oder einem anderen Bereich die Kontrolle zu verlieren. Niemand auf der Welt vermag sich auf unbestimmte Zeit zu kontrollieren. Wir alle haben auf dieser Ebene unsere Grenzen. Je länger sich hingegen jemand kontrolliert, desto beträchtlicher – und manchmal sogar richtig bedauerlich – ist sein Kontrollverlust.

Bei der Lektüre der ersten beiden Kapitel dieses Buches hast du alle Arten der Kontrolle kennengelernt, die wir einsetzen. Wenn dir durch das Ernährungsprotokoll, das du ausfüllst, bewusst wird, was in deinem Leben vor sich geht, dann wirst du erkennen, dass die meisten in den ersten beiden Kapiteln erwähnten Situationen Schuldgefühle erzeugt haben. Sobald wir gegen die Kriterien verstoßen, die wir gelernt haben – was es heißt, gut zu sein, allgemein anerkannt, akzeptabel, nett, höflich, zuvorkommend, liebenswert … –, nisten die Schuldgefühle sich automatisch ein.

Im Beispiel der Dame auf der Kreuzfahrt war es ihr nicht bewusst, was in ihr vorging. Sie sagte zu mir, ein Mensch sei nur dann wirklich schuldig, wenn er etwas wirklich Sträfliches, wirklich Schlechtes tue, wie stehlen, töten etc. Sie weiß nicht, dass all die kleinen und mittleren Schuldgefühle des Alltags sehr viel mehr Schaden anrichten als eine große Schuld, die sich im Lauf eines Lebens gelegentlich bemerkbar macht. Warum? Weil es im Fall einer großen Schuld, wenn jemand als schuldig erkannt wird, sehr viel leichter für ihn ist, diese Schuld zu erkennen, sich ihr zu stellen und sie schließlich zu bewältigen. Dies ist aber im Beispiel der Dame auf dem Schiff nicht der Fall.

Sei jedoch nicht überrascht oder beunruhigt, wenn du im Verlauf der Bewusstwerdung regelmäßig Schuldgefühle hast. Statt dir Vorwürfe zu machen, ist es vielmehr wichtig, dich darüber zu freuen, dass du sie spürst. Denn in dem Maße und so lange, wie wir uns dagegen wehren, zu entdecken und zu fühlen, was in uns vorgeht, wiederholt sich dieselbe Situation unablässig. Sobald dir bewusst wird, dass du dich schuldig fühlst, kommt es in der nächsten Phase darauf an, festzustellen, welche Ängste dich in dieser Situation bedrängen. Es ist die Phase, die es dir ermöglicht, dein Leid zu fühlen und mehr Mitgefühl mit dir selbst zu entwickeln.

Ängste um sich selbst

Was macht mir für mich Angst heute in dieser Situation? Wovor habe ich Angst, während ich meinen Tag noch einmal rückblickend durchgehe? Das sind Beispiele für Fragen, die du dir selbst stellen kannst. Kommen wir auf das Beispiel der Ablehnung und der Ungerechtigkeit zurück, das wir zuvor verwendet haben. Die Antwort auf diese Fragen könnte lauten: *Ich habe Angst, damit nicht fertig zu werden ... Angst vor Entlassung ... Angst, das man sich über mich lustig macht ... vor der Lächerlichkeit ... im Augenblick habe ich Angst, es niemals zu schaffen, mich selbst mehr zu achten ... ich habe Angst, dass die anderen bemerken, in welchem Ausmaß ich kein Zutrauen zu mir selbst habe, schwach und hilflos bin ... dass sie entdecken, dass ich nicht das bin, wofür sie mich halten ...*

Wichtig ist hier, alle Ängste, die in dir aufsteigen, zutage zu fördern und aufzuschreiben. Wenn diese Art von Übung neu für dich ist, kann es anfangs sein, dass dir nur sehr wenige Ängste in den Sinn kommen. Es kann sogar sein, dass du meinst, keine einzige Angst zu haben. Ist das der Fall, dann schlage ich dir vor, dass du dir die erforderliche Zeit nimmst, um all die neuen Theorien umzusetzen. Allmählich wird es dir immer weniger Mühe bereiten, dich dem zu stellen, was du wirklich fühlst. Alles wird mit zunehmender Übung einfacher und schneller, nicht wahr? Du wirst sehen, dass es noch leichter wird, wenn du dir das Recht gibst, angesichts von Ängsten menschlich zu sein. **Alle haben Ängste – ohne Ausnahme.** Wir sind nicht auf dieser Welt, um keine Angst mehr zu haben oder die Angst zu ignorieren, sondern damit wir uns zugestehen können, Angst zu haben, ohne uns zu verurteilen oder uns als schwach ... abhängig ... verwundbar ... zu kritisieren.

Nun, da du die Phasen durchlaufen hast, dir deiner an dem betreffenden Tag aktivierten Wunden bewusst zu werden – und zwar durch dein Essverhalten und anschließend durch das, was du durchlebt hast: Emotionen, Beschuldigungen und Ängste –, bleibt dir noch eine letzte Phase, nämlich dich zu akzeptieren, dich zu lieben in dem, was du IM AUGENBLICK bist.

Dafür musst du anfangen, Verantwortung für dich zu übernehmen – das einzige Mittel, das ich kenne, um den Teufelskreis der Schuldgefühle zu durchbrechen.

Verantwortung

Was ist echte Verantwortung? Diese Vorstellung umfasst zwei Teile, die nicht voneinander zu trennen sind:

- ⊛ Es bedeutet zu wissen, dass wir stets dabei sind, unser Leben durch das, was wir wählen, durch unsere Entscheidungen einschließlich unserer Reaktionen selbst zu erschaffen.

- ⊛ Es bedeutet auch, zu wissen und anzuerkennen, dass die anderen ihr Leben entsprechend dem, was sie wählen, gemäß ihren Entscheidungen einschließlich ihrer Reaktionen selbst erschaffen.

Das Mittel schlechthin, um zu erkennen, ob du wirklich Verantwortung übernommen hast, besteht darin, darauf zu achten, ob du alle Konsequenzen deiner Entscheidungen, Handlungen und Reaktionen tragen kannst, ohne anderen die Schuld zu geben, wie auch darauf, ob du andere die Konsequenzen ihrer Wahl und dessen, was sie erschaffen haben, tragen lassen kannst, ohne dir die Schuld dafür zu geben.

So kannst du also Schuldgefühle in Verantwortung verwandeln – mithilfe deines Essverhaltens. Ich komme noch einmal auf dasselbe Beispiel zurück: Dir wird bewusst, dass du dich schuldig fühlst, weil du dich selbst vernachlässigt hast, indem du das Essen erst vergessen und dann zu viele Kekse gegessen hast, kurz, dass du von einem Extrem ins andere gefallen bist. Wie die meisten Menschen hältst du dir ständig vor, dass du dich eines Tages in den Griff bekommen musst. Nun weißt du aber auch ganz genau, dass du dir schon unzählige Male dieselben Vorhaltungen gemacht hast.

Verantwortlich werden bedeutet, deine Handlungen und Reaktionen zu konstatieren und dich daran zu erinnern, dass du das Recht hast, so zu handeln und alles so zu tun, wie du es im Leben tun willst, solange du anerkennst, dass daraus immer Konsequenzen erwachsen. Ich bitte dich daher, dir einige Augenblicke Zeit zu nehmen, um aufzuschreiben, was jeweils die positiven und negativen Konsequenzen sind, wenn du zunächst aufs Essen verzichtest und dich dann vollstopfst.

Ja, ich sage tatsächlich „positiv". Es ist möglich, dass du dir gedacht hast, es sei wichtiger, deine Aufgaben zu erfüllen als zu essen. Es kann auch sein, dass die süßen Kekse dir dabei geholfen haben, dich in jenem Moment zu entspannen, dass sie dir eine Süße beschert haben, die du dir auf andere Weise nicht zu verschaffen vermochtest, da du zu fordernd dir selbst gegenüber warst. Nachdem du alle Konsequenzen aufgeschrieben hast, steht nur dir allein zu, zu entscheiden, ob diese Handlungsweise dir mehr Glück und Zufriedenheit als Ärger und Probleme beschert hat. Und anzuerkennen, dass du allein die Konsequenzen trägst und dass niemand anders in deinem Leben da ist, um dir zu sagen, was du tun, was du essen und was du trinken sollst.

Mein Ego will nur, dass ich überlebe – oder will zu meinem Ego sein und es wertschätzen

Ich fürchte, dass du dieselbe Reaktion hast wie viele andere: Du sagst dir beim Lesen dieser Zeilen sofort: *Aber ich kann es mir nicht erlauben, so zu handeln, geschweige denn, all diese Kekse zu essen; es bestünde die Gefahr, dass ich diese schlechte Gewohnheit beibehalte und vor allem, dass ich immer mehr Kekse esse, für die ich eine Schwäche habe ...* Diese Reaktion ist völlig normal und menschlich. Das Ego ist nicht in der Lage, die Vorstellung vom Akzeptieren und von der Verantwortung zu verstehen. Sein ganzes Wissen entstammt dem, was es gelernt hat: Wenn man sich das Recht zu etwas gibt, macht man immer im selben Prozess weiter und läuft Gefahr, dass es schlimmer wird – außer man beschließt, diese schlechte Gewohnheit einzudämmen.

Du musst daher zu jenem Teil in dir – zum Ego – sprechen, das an dieses falsche Konzept glaubt. Erkläre ihm, dass sich bis jetzt, solange es nach den Überzeugungen des Ego ging, sowieso nichts geändert hat und dass du deinerseits bereit bist, etwas Neues auszuprobieren. Versichere ihm vor allem, dass es die Konsequenzen deiner Entscheidung nicht zu tragen hat; dies sei allein deine Aufgabe. Durch die kleinen Stimmen des Geistes, die du ständig in deinem Kopf hörst, will dein Ego dir helfen, denn es ist davon überzeugt, nur zu deinem Besten zu handeln.

Mit deinem Essverhalten hast du ein großartiges Mittel, um zu lernen, ein Gespräch mit deinem Ego zu führen, was eine ausgezeichnete Art und Weise ist, wieder der alleinige Herr über dein Leben zu werden. Wenn du eine Entscheidung triffst und von vornherein akzeptierst, alle damit verbundenen Konsequenzen zu tragen, **selbst wenn diese Entscheidung nicht einem Bedürfnis deines Seins entspricht** – wusstest du, dass DU GENAU IN DIESEM MOMENT HERR DEINES LEBENS BIST? Warum? Ich betone noch einmal für dich, dass du niemandem Rechenschaft schuldig bist. Außerdem: Dadurch, dass wir alle möglichen Erfahrungen machen und sie akzeptieren, entwickeln wir unsere Urteilsfähigkeit und erkennen unsere wahren Bedürfnisse besser.

Angenommen, du entscheidest dich, genauso zu handeln und viele Kekse zu essen, aber diesmal, indem du mehr auf die Konsequenzen achtest. Wenn sie zu schwer zu tragen sind, geh getrost davon aus, dass du die Anzahl der Kekse ganz leicht reduzieren kannst, bis du sie überhaupt nicht mehr brauchst. Während du sie isst, weißt du, dass du es eines Tages schaffen willst, auf andere Weise sanfter – „süßer" – dir selbst gegenüber zu sein. Im Augenblick bist du jedoch nicht in der Lage, anders zu handeln.

Wie fundiert diese Theorie ist, wirst du erst erkennen, wenn du wirklich die Erfahrung gemacht hast. **Echte Erkenntnis geht immer auf Erfahrung zurück und nicht nur auf rationales Wissen.**

Immer noch mit Bezug auf das oben angeführte Beispiel, hier ein ausgezeichnetes Mittel, herauszufinden, ob du dich nicht mehr schuldig fühlst und wirklich Verantwortung für dich übernimmst: Achte einmal darauf, ob du in der Lage bist, übermäßig viele Kekse – oder etwas anderes – zu essen, wenn andere dabei sind, und zwar, ohne dich zu rechtfertigen. Prüfe, ob die anderen dir dabei zuschauen können, ohne dass dies Schuldgefühle in dir weckt. Gelingt dir das nicht, hast du irgendein wie auch immer geartetes unbehagliches Gefühl, dann ist dies ein Zeichen, dass du dich noch schuldig fühlst. Verliere nur nicht die Hoffnung! Die Verantwortung für sich zu übernehmen ist ein Lernprozess, der sehr lange dauert. Die meisten Menschen haben die wahre Bedeutung dieser Verantwortung in ihrer gesamten Kindheit und Jugend nicht verstanden, geschweige denn, dass sie sie in die Tat umzusetzen vermochten. Du wirst dir häufig in Erinnerung rufen müssen, dass in Wirklichkeit niemand an irgendetwas schuld ist. Wir sind alle damit beschäftigt, vielerlei auszuprobieren, um herauszufinden, was für uns selbst am besten und am klügsten ist.

Sich zu lieben heißt, sich das Recht zuzugestehen, diesen Lernprozess zu durchlaufen, unabhängig davon, ob es einem gelingt oder nicht. Erinnere dich an den Tag, als du das Radfahren lernen wolltest. War es nicht ganz normal für dich, mehrmals zu stürzen und wieder von Neuem beginnen zu müssen, bevor du dein Gleichgewicht fandest? Hieltest du dich für einen schlechten oder weniger intelligenten Menschen, weil es dir nicht beim ersten Anlauf gelang? So verhält es sich mit allem, was wir neu lernen wollen. Handelt es sich jedoch um Überzeugungen, die mit unseren Wunden in Zusammenhang stehen, erfordert es mehr Zeit, Geduld und Durchhaltevermögen, weil wir diese Wunden bereits seit mehreren Leben mit uns herumschleppen. Worauf es ankommt, ist, dass wir unsere gute Absicht wieder betonen, und vor allem, dass wir im Lauf der Zeit eine kontinuierliche Verbesserung feststellen.

Bemerkst du, dass du dich immer noch schuldig fühlst, dann nimm dir die Zeit, deinen gegenwärtigen Grad an Schuldgefühlen festzustellen und damit zu vergleichen, wie stark deine Schuldgefühle waren, bevor du dein Leben in die Hand genommen hast. Ist zum Beispiel der Grad an Schuldgefühl fünf auf einer Skala von zehn, und vorher lag er bei neun von zehn, dann erkennst du deinen Fortschritt. Diese kurze Übung ist sehr hilfreich, damit man nicht den Mut verliert, und auch, um bei der Verfolgung der eigenen Ziele den Kurs zu halten. Stellst du hingegen fest, dass du dich schuldiger fühlst als vorher, dann ist diese Feststellung nicht unbedingt ganz richtig. Du bist dir deiner Schuldgefühle lediglich mehr bewusst, und einzig die Bewusstwerdung kann dich zur Akzeptanz und somit zur Heilung führen.

Dadurch, dass du im Bereich der Ernährung ein verantwortungsvoller Mensch wirst, setzt du auch in anderen Bereichen, in denen du dich schuldig fühlst, denselben Prozess in Gang. Im zuvor zitierten Beispiel wird dir schrittweise klar, dass du bei deiner Arbeit zu hohe Anforderungen an dich stellst, dass du dir Dinge vorwirfst, die nicht im Geringsten deine Schuld sind, und dass deine Ängste und Beschuldigungen dir nicht die positiven Ergebnisse bringen, die du im Leben anstrebst. Du wirst auch erkennen, dass du – selbst wenn du dich beispielsweise gelegentlich von den Erwartungen deines Vorgesetzten überfordert fühlst – in der Lage bist, dich ihnen in dem Moment zu stellen, wenn es darauf ankommt, und dass du die Konsequenzen tragen kannst.

Frieden mit den Eltern schließen

Dadurch, dass du deine Eigenverantwortung umgesetzt hast, hast du die von deinen Wunden beeinflussten Verhaltensweisen akzeptiert. Willst du in diesem Akzeptieren darüber hinaus noch einen Schritt weiter gehen, dann kann sich dein Leben noch schneller wandeln. Diese Phase beinhaltet jedoch auch, dass du mehr Zeit mit dir allein zubringst und deinen Blick nach innen richtest und es anschließend angehst, die Begegnung mit bestimmten anderen Menschen zu suchen, um diese spirituelle Arbeit zu vollenden.

Rekapitulieren wir noch einmal anhand desselben Beispiels. Bis jetzt ist dir Folgendes bewusst geworden:

a) dass du bei deiner Art und Weise, dich zu ernähren, nicht auf die Bedürfnisse deines Körpers gehört hast,

b) die Verbindung zwischen deiner Ernährung und den Wunden der Ablehnung und der Ungerechtigkeit, die an dem betreffenden Tag aktiviert worden sind;

c) die Gefühle und Empfindungen, die du an diesem Tag durchlebt hast, insbesondere deine Schuldgefühle;

d) die Vorwürfe, die du dir und deinem Vorgesetzten machst;

e) deine Ängste;

f) dass du ein Mensch werden möchtest, der Verantwortung für sich übernimmt, statt seine Schuldgefühle zu nähren.

Die folgende Phase besteht darin, die Verbindung zu deinen Eltern oder denjenigen herzustellen, die einen großen Einfluss auf deine Erziehung hatten.

Wenn du einen anderen Menschen kritisierst, kannst du ebenso eine Verbindung zu dem Elternteil herstellen, der dasselbe Geschlecht hat wie die betreffende Person. Richtet sich die Kritik jedoch gegen jemanden aus dem beruflichen Bereich – wie im zuvor zitierten Beispiel –, kannst du den Zusammenhang zu allen Personen herstellen, die dich in deiner Kindheit oder Jugend unterrichtet haben.

Kritisierst du dich selbst, dann solltest du wissen, dass diese Einstellung (und die dazugehörige Bewertung) auch auf den Elternteil desselben Geschlechts wie du übertragbar ist. Stelle fest, unter welchen Umständen du diesen Elternteil kritisiert hast, er oder sie sei … (was auch immer du zuvor herausgefunden hast). Du solltest dir zudem darüber im Klaren sein, dass dieser Elternteil sich selbst genauso kritisiert hat. In der Tat hat er dieselben – mit derselben Wunde verbundenen – Gefühlszustände durchgemacht wie du und im gleichen Maße Leid mit seinem eigenen Elternteil empfunden wie mit dir. Diese Phase kann dich dabei unterstützen, dein Herz zu öffnen und Mitgefühl mit diesem Elternteil und auch mit dir selbst zu entwickeln.

Legen wir das Dreieck zugrunde, das ich weiter oben erläutert habe, so weist es dich auf Folgendes hin: Wenn du einen anderen Menschen beschuldigst, dann hat dieser Mensch dich ebenfalls derselben Sache beschuldigt, und auch du verfährst mit dir so. Bist du es selbst, den du verurteilst oder anklagst, kannst du das Dreieck ebenfalls verwenden. In diesem Fall beschuldigen dich andere derselben Sache, und du wiederholst deinerseits dieses Verhalten, wenn sie sind wie du.

Nimm dir dann etwas Zeit, um das Leid zu spüren, das die Gesamtheit dieser Emotionen, die mit deinen Wunden zusammenhängen, in dir ausgelöst hat, so wie es bereits an anderer Stelle in diesem Kapitel erklärt wurde.

Nun, da du erfährst und anerkennst, dass dein Elternteil denselben Grad an Leid erfahren hat wie du: Fällt es dir jetzt leichter, Mitgefühl mit ihm zu haben und zuzulassen, dass er sich dir gegenüber so verhalten hat, weil du weißt, dass er wegen seiner eigenen Wunden in jener Zeit nicht anders konnte? Nimm dir all die Zeit, die du brauchst, um dein Herz derart öffnen zu können.

Ist diese Arbeit des Mitgefühls erst beendet, brauchst du es dem betreffenden Elternteil nur noch mitzuteilen. Dies ist die Phase, in der du entdecken kannst, in welchem Maße du diesen Elternteil und dich selbst akzeptierst. Sollte dieser letzte Schritt, der als Phase der wahren Versöhnung und Vergebung bezeichnet wird, schwierig für dich sein, dann deswegen, weil der mit dieser Situation verbundene Schmerz intensiv ist. Es ist ein Zeichen, dass die Phase des Akzeptierens noch nicht abgeschlossen ist, dass dein Ego immer noch Einfluss auf dich hat, weil es dich überzeugen will, der Elternteil sei schuldig. Dadurch, dass du dich weiter in diesen Elternteil hineinversetzt, wirst du merken, dass sich dein Herz allmählich öffnet, und du wirst ihm schließlich mitteilen können, was du herausgefunden hast.

Im Bereich der Ernährung ist es ebenfalls möglich, Frieden mit den eigenen Eltern zu schließen, nämlich indem du feststellst, ob du sie in ihrer Art, wie sie sich selbst oder deine drei Körper – den physischen, emotionalen und geistigen – nährten, in deiner Jugend wie auch immer bewertet hast.

Nichts auf der Welt vermag dir mehr zu helfen, dich auf das hin auszurichten, was du sein willst, als dich selbst und andere zu akzeptieren. Es ist vor allem im Umgang mit Verhaltensweisen und Zuständen zu empfehlen, die du momentan durchläufst und die zu schädlich für dich geworden sind. Du weißt inzwischen, dass sich nichts ändert, wenn du im Zustand der Kontrolle verharrst. Nur echte Akzeptanz kann eine so bemerkenswerte und dauerhafte Wirkung herbeiführen.

Dass deine Wunden dabei sind, zu heilen, weißt du in dem Moment, wenn du dir erlaubst, mitunter andere abzulehnen, zu verlassen, zu demütigen, zu verraten und ihnen gegenüber ungerecht zu sein – insbesondere dir nahestehende Menschen. Der Grad deiner Wunden entwickelt sich im selben Rhythmus wie deine mangelnde Akzeptanz, das zu sein, was du momentan bist, mit all deinen Schwächen, Grenzen, Unfähigkeiten … ebenso wie mit den positiven Aspekten deines Wesens.

Sein, was du sein willst

Um zu erkennen, was du willst, ist häufig die folgende Frage empfehlenswert: *Woran hindert mich die Tatsache, dass ich ... bin* (füge ein, wofür du dich in dieser Situation hältst)? Die Antwort auf diese Frage zeigt dir, was du in dieser Situation für dich willst. Zum Beispiel: *Die Tatsache, dass ich inkompetent bin, hindert mich daran, zuversichtlich zu sein, die Initiative zu ergreifen und mich mehr wertzuschätzen ...* Dein tiefster Wunsch ist es also, zuversichtlich zu sein und die Initiative zu ergreifen, um dich selbst mehr wertzuschätzen.

Nimm dir die Zeit, deinen Tag gedanklich noch einmal zu durchleben, und zwar so, wie du ihn von nun an leben wolltest, falls er noch einmal käme. Visualisiere diesen Tag, indem du dir den Menschen vorstellst, der du in Zukunft sein willst. Lass die Bilder einfach kommen. Das ist eine großartige Übung, um das in Gang zu setzen, was du gerne eintreten sähst. Sei aber nicht enttäuscht, wenn dein Wunsch sich nicht sofort erfüllt. Es ist in der Tat möglich, dass dies ganz plötzlich geschieht, doch genauso gut kann es auch schrittweise vonstatten gehen. Nur die Zukunft kann dies zeigen.

Ich weiß, dass du mit der Arbeit der Innenschau und des Akzeptierens eine Situation, sollte sie sich noch einmal so oder so ähnlich präsentieren, nicht mehr genauso durchleben wirst – und vor allem mit weniger emotionalem und geistigem Schmerz. Außerdem wirst du angenehm überrascht sein, dich selbst dabei zu beobachten, dass dein Handeln in die Richtung geht, wie du werden willst. Die Tatsache, in Kontakt mit dem zu sein, was du SEIN willst, genügt; wenn du wach und rege bleibst, dann präsentieren die Ideen und Handlungen sich von selbst.

Wiederhole das, was du möchtest, und vor allem, was du sein willst, häufig für dich. Schreibe es überallhin. Die Wiederholung schafft neue Verbindungswege in unserem Gehirn. Große Firmen haben dies schon seit langem entdeckt und nutzen es in großem Maßstab mit ihren sich wiederholenden Werbeanzeigen. Wenn du schon unaufhörlich mit dir redest – was eine Form der Autosuggestion ist –, dann kannst du auch ebenso gut Dinge wiederholen, die du gerne hörst und die dir helfen.

Wenn du es nicht sofort schaffst, das zu sein, was du willst, oder nicht gemäß dem handelst, was du möchtest, denke daran, Folgendes für dich zu wiederholen: *Es wäre zwar besser oder wünschenswert, dass ich ... bin, und das wird mir noch gelingen, aber im Moment ist es nicht der Fall. Ich muss mir mehr Zeit lassen.*

Dein Gewicht akzeptieren

Seit Beginn dieses Kapitels ging es darum, uns zu akzeptieren, doch wenn du jetzt gerade, da du diese Zeilen liest, zu jenen gehörst, die sich mit ihrem Gewicht – ob zu mager oder zu dick – absolut nicht mögen, dann sind ebendiese Übungen der Bewusstwerdung und des Akzeptierens nötig.

Welche Wunde wird durch das Gewichtsproblem aktiviert? Hast du erst einmal herausgefunden, um welche Wunde es sich handelt, durchläufst du dieselben Phasen, die zuvor im Abschnitt „Frieden mit den Eltern schließen" beschrieben wurden, indem du mit den Beschuldigungen deiner selbst und/oder anderer beginnst und dann zu den folgenden Phasen übergehst.

Manche behaupten jedoch, es könne gar nicht sein, dass sie ihren Eltern etwas verübelten, denn beide Elternteile hätten keine Gewichtsprobleme gehabt. Ist dies bei

188

dir der Fall, dann mach nicht schon beim Aussehen halt. Die Antwort liegt in dem, was du fühlst – das ist es, was zählt und was dein Wesen berührt. Was spürst du, was durchlebst du zum Beispiel, weil du Übergewicht hast? Achte auf alle Gefühle, die aufsteigen. Wie beurteilst du dich, was wirfst du dir vor? Angenommen, du beurteilst dich als lasch, willensschwach, zu zwanghaft, heuchlerisch und verlogen – denn du isst heimlich. Prüfe, zu welchem Zeitpunkt du deine Eltern beschuldigt hast, so zu sein. Es kann sehr wohl auch in einem anderen Bereich als in dem der Ernährung sein.

Im Grunde sage ich dir gerade, dass du deine Aufmerksamkeit nicht auf deine äußere Erscheinung richten sollst, sondern auf das, was sich hinter dieser Erscheinung, das heißt, im emotionalen und geistigen Bereich, verbirgt. Ich versichere dir, dass sich nach und nach, in dem Maße, wie du inneren Wandel initiierst, auch in deinem physischen Körper Auswirkungen zeigen werden.

Woher weißt du, worauf du vorrangig achten sollst? Angenommen, du hättest herausgefunden, dass du dich, wenn du dich betrachtest, für hässlich, abstoßend, schwerfällig, langsam hältst. Du stellst dir also die oben zitierte Frage, die ich hier noch einmal wiederhole: *Was kann ich nicht sein, tun oder haben, weil ich ... bin* (füge ein, was du gerade herausgefunden hast)? Wenn die Antwort lautet, dass es dich daran hindert, dich wohlzufühlen ... und gelenkig ... zuversichtlich ... frei ... anmutig ... zu sein, dann entdeckst du, was du wirklich sein willst. Erstelle dann eine Liste mit Verhaltensweisen, die du in deinem Leben entwickeln könntest und die dir helfen würden, so zu werden. Auf diese Weise betonst du nicht mehr nur dein Gewicht, sondern richtest deine Aufmerksamkeit auf das, was du von nun an sein willst.

Bringe die Liste gut sichtbar an, und tue jeden Tag etwas dafür, führe eine Handlung aus, die dir hilft, das zu sein, was du sein möchtest. Willst du dich zum Beispiel wohlfühlen, dann könntest du dafür sorgen, dass du an dem betreffenden Tag ein dementsprechendes Kleidungsstück trägst. Oder du könntest dir einen gut gepolsterten Stuhl besorgen, wenn du mehrere Stunden im Sitzen verbringen musst. Abgesehen von bestimmten Handlungen, könntest du dich in deinen Worten, Gedanken oder Entscheidungen wohler fühlen, indem du wahrhaftiger bist. Zum Beispiel, wenn du gerade eine Entscheidung treffen möchtest: Dadurch, dass du dir ein paar Augenblicke Zeit lässt, dich zu fragen, ob du dich mit dieser Entscheidung wohlfühlst, hilfst du deiner Seele, Fortschritte zu machen, glücklicher zu sein und sich auf das hin auszurichten, was sie will.

Mir ist aufgefallen, dass viele Menschen mit Übergewicht die schlechte Gewohnheit haben, eine zu große – im Allgemeinen emotionale – Belastung durch ihre Angehörigen auf sich zu nehmen. Sie bürden sich oft viel zu viel auf. Denn sie befassen sich mit den Bedürfnissen der anderen, vernachlässigen dabei aber ihre eigenen. Ist dies bei dir der Fall, so kannst du deine Angehörigen (die nicht von dir abhängig sind) fragen, ob sie so nett sein könnten und dich darauf hinweisen, wann du das tust. Diejenigen, bei denen du den Eindruck hast, dies sei häufig der Fall, und die deines Erachtens sehr viel von dir fordern, tun dies nur, weil du es zulässt. Sie haben schnell bemerkt, dass du dir ihre Probleme auflädst, und nutzen das aus. Hier haben wir also einen weiteren Weg, einen Grund für dein Übergewicht zu erkennen. Du kannst auch ein Plakat entwerfen, das du an mehreren Stellen im Haus aufhängst, auf dem steht, dass du deine Verantwortung trägst und die anderen die ihrige übernehmen lässt. Das wären zwei Handlungen, die dir auf jeden Fall dabei helfen können, zukünftig eine andere Richtung einzuschlagen.

Das Gewicht anderer akzeptieren

Bei einem Menschen, der uns lieb und teuer ist, Übergewicht zu akzeptieren, scheint genauso schwierig zu sein, wie es bei uns selbst zu akzeptieren – mitunter sogar noch schwieriger. Das überrascht, nicht wahr? Dies kann in einer Situation passieren, in der du selbst zwar die Kontrolle hast oder immer auf dein Gewicht geachtet hast, dich aber mit einem zur Dickleibigkeit neigenden Kind oder Partner wiederfindest.

Wie viele Mütter haben mich schon auf dieses Thema angesprochen und schienen ratlos – die Väter sind es manchmal auch, zeigen es aber weniger. Diese Mütter konnten es einfach nicht akzeptieren, wie sie ihr hübsches Mädchen von Jahr zu Jahr dicker werden sahen. Die meisten von ihnen haben auf dieselbe Art und Weise reagiert, indem sie eine Verhaltensrichtlinie entwickelten, um ihre Tochter dazu zu bewegen, auf ihr Gewicht zu achten, kurz: sich zu kontrollieren.

Ihnen ist nicht bewusst, dass dies das schlimmste Mittel ist, zu dem eine Mutter greifen kann. Stellen wir uns eine mollige Elf- oder Zwölfjährige vor, deren Mutter zu ihr sagt: *Du bist sehr hübsch, mein Schatz, aber weißt du, wenn du weiter so zunimmst, dann will dich später kein Junge haben … Ich habe dir ein kleines Buch gekauft, damit du deine Kalorien zählen kannst … Hör auf, ständig irgendwas zu knabbern, schämst du dich nicht? Du bist doch gerade erst vom Tisch aufgestanden! … Wenn ich mich so wie du ver-*

halten hätte, als ich als Teenager dicker wurde, kannst du dir vorstellen, wie ich heute aussähe? So fett wie ein Wal oder wie Oma … Weißt du, mein Liebling, ich weiß, das geht mich eigentlich nichts an, aber meinst du nicht, du solltest mal eine Diät machen? …

Das Mädchen hört nur, dass seine Mutter es nicht so liebt, wie es ist, und dass es sich erst von ihr geliebt oder akzeptiert fühlen kann, nachdem es abgenommen hat. Und wenn die Mutter ihre Tochter beglückwünscht, wenn sie sich gut kontrolliert hat, dann behält die Tochter im System ihrer Überzeugungen im Gedächtnis, dass man sich im Leben kontrollieren muss, um geliebt zu werden. Ihre Mutter erkennt nicht, dass sie ihre Tochter beeinflusst, noch mehr mit den Wunden zusammenhängende Masken zu entwickeln. Sobald wir uns kontrollieren – das wissen wir –, sind wir nicht mehr wir selbst, wir haben dann unsere Maske angelegt, die mit der geweckten Wunde zusammenhängt. Und die Masken richten mehr Schaden an als das überschüssige Gewicht.

Wenn du solche Probleme zum Beispiel mit einem deiner Kinder oder mit deinem Partner oder Verwandten hast, dann solltest du dich fragen: *Aber was soll ich dann mit jemandem machen, dem es an Willenskraft mangelt? Wenn niemand mit ihr redet, wird das Problem schlimmer, und eines Tages ist es zu spät, um etwas dagegen zu tun. Ich möchte doch nur helfen, es ist nicht meine Absicht, jemanden zu verletzen, den ich liebe.*

Es stimmt, dass alle Mütter, die mich auf diese Problematik angesprochen haben, voll guter Absichten waren. Ich muss dich jedoch daran erinnern, dass **die Macht der Absicht nur für sich selbst eingesetzt werden kann.** Selbst mit den besten Absichten der Welt kann man einen anderen Menschen nicht zwingen. Diese Macht ist einem nicht gegeben. Davon abgesehen sollte man sich nicht auf dieses Recht berufen, denn es zeugt von einem Mangel an Respekt. Ein sehr gutes Beispiel, um dieses Konzept zu veranschaulichen, ist das vom Esel, den sein Herr unbedingt zum Trinken bringen will. Er mag noch so sehr zerren, schieben oder ihm das Maul aufzuzwingen versuchen, damit er trinkt; wenn der Esel nicht will, ist nichts zu machen. Die guten Absichten des Herrn haben sozusagen keinerlei Wirkung auf das erwartete Ergebnis.

Den anderen so zu akzeptieren, wie er ist, bedeutet, ihm die Freiheit zu lassen, seine eigenen Entscheidungen zu treffen und die Konsequenzen zu tragen. Kommen wir auf das Beispiel der Mutter mit ihrer Tochter zurück. Es läge in ihrem Interesse, sich mit ihrer Tochter zusammenzusetzen und ihr mitzuteilen, ihr sei aufgefallen, dass sie immer runder wird; es sei möglich, dass dieser Prozess später von selbst aufhört oder dass er sich verschlimmert, doch niemand könne die Zukunft voraussagen.

Dann könnte sie sie fragen, wie es ihr damit geht, dass sie dicker ist als ihre Altersgenossinnen. Beeinträchtigt es ihre Beziehungen in der Schule? Zu ihren Freunden? Und auf der körperlichen Ebene – ist sie weniger leistungsfähig im Sport? … Wichtig ist, sie selbst sprechen zu lassen, insbesondere über das, was sie empfindet. Nachher kann sie sich fragen, ob sie damit einverstanden ist, entweder allein oder mit ihrer Mutter eine Liste mit allen denkbaren Konsequenzen zu erstellen, die sich für sie ergeben könnten, wenn sie dennoch weiter zunähme.

Ist die Bilanz erst einmal gezogen, stellt die Mutter mit ihrer Tochter fest, wie sie sich in dem Wissen fühlt, dass sie die Konsequenzen zu tragen hat, und sagt ihr, dass niemand anders dies für sie übernehmen könne. Wenn du beschließt, einen solchen Schritt mit einem anderen Menschen zu tun, dann kannst du am besten herausfinden, ob du in dem Moment, in dem du ihm helfen willst, in deinem Herzen bist, indem du seine Reaktion beobachtest.

Wenn das Mädchen erwidert, die Konsequenzen seien ihr schnurzegal, so dick sei sie gar nicht, letztendlich sei es ihr Körper, und überhaupt ginge das außer ihr niemanden etwas an, dann bedeutet dies, dass sie gespürt hat, dass ihre Mutter Erwartungen hatte und unbedingt im Anschluss an ihre Vorschläge Ergebnisse sehen wollte. Die jungen Leute von heute haben eine sehr viel stärker ausgeprägte psychische Kraft als die vorhergehende Generation. Sie wollen sich nicht von ihren Eltern oder Erziehern kontrollieren lassen. Sie spüren sehr schnell, ob ihre Eltern sie kontrollieren oder ihnen einfach von Herzen, ohne sich an Ergebnisse zu klammern, helfen wollen.

Warum? Weil sie ein sehr großes Bedürfnis nach Respekt haben. Sie wissen von Geburt an, dass es ein großer Mangel an Respekt ist, wenn jemand versucht, einen anderen Menschen zu kontrollieren oder zu ändern. All jene, die mit der Energie des Wassermann-Zeitalters geboren wurden, sind sich dieses starken Bedürfnisses nach Respekt sehr viel mehr bewusst. Diese Energie hat sich seit den sechziger Jahren allmählich auf der Erde bemerkbar gemacht, und seitdem wird sie Jahr für Jahr immer stärker und machtvoller.

Aus diesem Grund müssen sie damit konfrontiert werden, welche Konsequenzen ihr Handeln für sie selbst hat, und sie wissen intuitiv, dass dieses Konzept der Verantwortung berechtigt ist.

Ich rufe dir in Erinnerung, dass wir wissen, ob wir die Vorstellung der Verantwortung gut integriert haben, wenn wir die anderen die Konsequenzen ihrer Wahl, ihrer Entscheidungen und Reaktionen tragen lassen können.

Wenn ein Kind spürt, dass ein Elternteil es einfach nur anleitet, ein verantwortungsvoller Mensch zu werden, und dass der betreffende Elternteil sich auf die Entscheidung des Kindes einstellen wird, wie auch immer diese ausfällt – auch dann, wenn er nicht damit einverstanden ist –, dann wird das Kind viel offener für Ratschläge werden.

Infolgedessen kannst du sofort an der Reaktion des anderen erkennen, dass du dich wirklich nicht für seine Entscheidungen verantwortlich fühlst. Entscheidest du dich jedoch, die Verantwortung des anderen auf dich zu nehmen und Ratschläge zu erteilen, damit du dich nicht schuldig fühlst, dann hat dies zur Folge, dass in der anderen Person durch deine Ratschläge Schuldgefühle geweckt werden. Denn sie spürt sofort, dass du Erwartungen hast. Du willst, dass sie dir zuhört, dass sie sich ändert, damit du dich nicht schuldig fühlst. Du handelst so aus Angst um dich selbst und nicht mit dem Ziel, ihr zu helfen, auf ihre Bedürfnisse zu reagieren.

Sobald du Erwartungen hast, nachdem du jemandem einen Ratschlag erteilt hast, weist dies auf eine Bedingung, ein „Nichtakzeptieren" deinerseits hin. Wie fühlst du dich, wenn ein Mensch dir Ratschläge erteilt und du sofort spürst, dass er Erwartungen hat? Selbst wenn er beteuert, du könnest damit anfangen, was du willst, du weißt trotzdem – oder etwa nicht? –, dass dieser Mensch enttäuscht ist, wenn du nicht auf ihn hörst. Wenn du zur Mehrheit der Leute gehörst, dann hast du gewiss nicht die geringste Lust, auf seine Ratschläge zu hören.

Unglücklicherweise muss ich feststellen, dass wir, die wir Erwartungen hegen und das Ergebnis für einen anderen Menschen kontrollieren wollen, sehr zahlreich sind. Denn häufig sind die Ratschläge, die wir anderen erteilen, auf den ersten Blick zwar sehr nützlich, sie werden jedoch selten gehört. Im Allgemeinen sollten diese Ratschläge eher von jenen befolgt werden, die sie erteilen, ohne ursprünglich darum gebeten worden zu sein. Der Grund hierfür liegt mit Sicherheit darin, dass wir unfähig sind, uns selbst vollkommen zu kontrollieren. Wir versuchen daher, das bei anderen zu erreichen.

Wenn du in einer Situation, in der du einem übergewichtigen Menschen helfen willst, daran zweifelst, ob du losgelassen hast und dich unabhängig von der Entscheidung dieser Person gut fühlen kannst, dann solltest du sie fragen, ob sie das Gefühl hat, dass du wirklich losgelassen hast, und ob sie sich völlig frei fühlt, die Entscheidung zu treffen, die sie treffen möchte. Woher willst du wissen, welche Seelenbedürfnisse dieser Mensch hat und was er im Leben lernen soll? Vielleicht soll er sein Leben fettleibig verbringen, um an seinen Wunden zu arbeiten? Darum hat niemand auf der Welt das Recht, für jemand anderen zu entscheiden.

Als Mutter mit einem Kind, das zum Dickwerden neigt, kannst du deinen Teil tun, indem du gesunde Lebensmittel einkaufst, die nahrhaft sind und viel Energie liefern. Dein Kind braucht dann nicht so viel essen. Ich erinnere mich an eine Zeit, als meine Kinder Teenager waren und meine Erforschung der Ernährung und der Verbindung zwischen dem physischen und psychischen Körper noch am Anfang stand: Ich erkannte, dass ich viele Lebensmittel und Getränke einkaufte, die überhaupt keine Energie lieferten. Im Gegenteil! Es erforderte eine Menge Energie, diese für den Körper nutzlose Nahrung zu verdauen, zu verarbeiten und auszuscheiden. Hatten meine Kinder zum Beispiel Durst, dann tranken sie immer süßen Saft. Ich kaufte daher eine Maschine, die die Qualität unseres Wasser verbesserte. Der Grund, warum sie das Wasser aus dem Wasserhahn nicht trinken wollten, war der, dass es einfach ungenießbar war – es schmeckte zu sehr nach chemischen Produkten. Das habe ich deutlich verstanden, als sie sagten: *Endlich gutes Wasser!*

Festzustellen, inwieweit du die Bedürfnisse der anderen respektieren kannst, ist ein wichtiger Faktor, um zu erkennen, inwieweit du deine eigenen Bedürfnisse respektierst.

Auf die Bedürfnisse deiner drei Körper hören

Deine drei Körper – der physische, emotionale und mentale – haben ganz spezielle Bedürfnisse. Wenn du sie nicht richtig nährst, ist es dir nicht möglich, dich in deiner Haut wohlzufühlen. Ich nutze die Gelegenheit dieses Buches, sie mit dir noch einmal durchzugehen. Dies ermöglicht es dir, deine Lebensziele im Sinn zu behalten, um sie eines Tages zu verwirklichen, dir aber die nötige Zeit zu lassen, sie zu erreichen.

Was den physischen Körper betrifft, so wurden die fünf wichtigsten Nährstoffe, die er benötigt, bereits zu Beginn des Buches genannt. Deinem Körper hundertprozentig zu vertrauen, anzuerkennen, dass er genau weiß, was er braucht, wird dir jeden Tag eine lästige Arbeit abnehmen. Du wirst merken, nach mehreren Wochen, in denen du dich fragst, *worauf habe ich Appetit?*, wird es leichter und geht schneller, auf deine Bedürfnisse zu hören. Ich hoffe vor allem, dass du dich immer mehr in die Intelligenz deines Körpers verliebst, die genau weiß, was er in jedem Augenblick braucht. Zu den wesentlichen Bedürfnissen des physischen Körpers gehören Atmung und körperliche Aktivität, um die es im letzten Kapitel ging. Ein letztes wesentliches Bedürfnis des physischen Körpers ist Ruhe einschließlich Schlaf. Der Schlaf ist auch für den emotionalen und mentalen Körper wesentlich.

Die größte Entschuldigung für mangelndes Ausgeruhtsein ist normalerweise die Zeit. Diese Entschuldigung ist wirklich dumm und unrealistisch, denn wenn man ausgeruht ist, schafft man doppelt so viel Arbeit – und dies auf effizientere Weise in derselben Zeit. Du brauchst diese Erfahrung nur einmal machen, um zu sehen, dass das, was ich eben gesagt habe, zutrifft. Hier eine kluge Entscheidung, die du von heute an beherzigen könntest: dich auszuruhen und dich zudem auch zu amüsieren, so wie es dir gefällt und deinem Wesen entspricht. Zeit ist nichts, was man besitzt, sondern eine Energie, die allen zur Verfügung gestellt wird und die man gemäß den Erfordernissen des Augenblicks anpassen kann. **Wenn du dir jetzt nicht die Zeit nimmst, dich um deine Gesundheit zu kümmern, wirst du sie dir später nehmen müssen, um dich um deine Krankheiten zu kümmern.** Wofür entscheidest du dich also? Als Anhaltspunkt: Häufig genügen kurze fünfzehn bis zwanzig Minuten, um uns wieder mit einem Schwung Energie zu versorgen.

Zum Schlaf: Dein Köper hat, je nach deinen Tagesaktivitäten, unterschiedliche Bedürfnisse. Nachdem ich mehrere Hilfsmittel ausprobiert habe, hier nun eines, das mir seit vielen Jahren gute Dienste leistet. Abends wiederhole ich im Geist, was ich für den folgenden Tag geplant habe, und bitte meinen Körper, mir mitzuteilen, wann ich ins Bett gehen soll. Sobald ich spüre, wie meine Lider schwer werden, ist es das Zeichen. Denke jedoch daran: Wenn du die Signale deines Körpers nicht beachtest, dann sendet er sie dir nicht mehr, und du verlierst schnell die Fähigkeit, seine Botschaft zu verstehen – so wie in dem Beispiel, in dem es darum ging, zu dem Zeitpunkt, wenn du mit dem Essen aufhören sollst, auf die eigenen Bedürfnisse zu hören.

Was den emotionalen Körper betrifft, so wurde er geschaffen, um zu fühlen, schwingen, bewegt zu sein und in Freude, Schönheit und innerem Frieden leben zu wollen. Kurz gefasst, er will sich wohl und glücklich fühlen, statt stresserfüllt zu sein und sich wegen seines Schicksals selbst zu bemitleiden. Zur Erklärung hier mehrere Ursachen für Stress: zu perfektionistisch sein – sich für das Glück der anderen verantwortlich fühlen (Schuldgefühle haben, wenn sie nicht glücklich sind) – Ereignisse dramatisieren – alles kontrollieren wollen – meinen, um erfolgreich zu sein, müsse man hart arbeiten und dürfe sich nicht die Zeit nehmen, sich regelmäßig zu amüsieren oder zu entspannen – sich mit dem identifizieren, was man tut oder besitzt (Bsp.: ich bin ein Versager, weil ich bankrott gegangen bin) – den Erwartungen der anderen entsprechen wollen – sich selbst gegenüber zu anspruchsvoll sein – Angst, egoistisch zu sein – sich pausenlos kontrollieren, um nicht dick zu werden …

Dein emotionaler Körper verlangt also, dass du jeden Tag aufzählst, was dir an Segnungen zuteil wurde, dass du dir selbst wie auch den anderen dankst und dass du dich dem Leben für alles, was dieser Tag dir gebracht hat, erkenntlich zeigst. Dass du dir Komplimente machst, statt dich zu kritisieren.

Ebenso braucht er Ziele, etwas, das er kaum erwarten kann, und zwar jeden Tag. Wenn du dich morgens aufs Aufstehen freust und etwas Interessantes vorhast, dann ist das ein Zeichen, dass dein emotionaler Körper glücklich ist. Der Körper produziert unablässig Energie, und diese sollte durch eine Aktivität verbraucht werden, die dich erfüllt. Das beste Beispiel ist ein Kind, das sich langweilt, quengelt, schlechte Laune hat: Finde eine interessante Aktivität, die es gern mag, und du wirst sehen, wie es sofort wieder mit neuem Leben erfüllt ist.

Dein geistiger Körper braucht es, mit zusätzlichen Kenntnissen genährt zu werden, damit das Gehirn stimuliert wird, neue Erfahrungen zu machen, um zu lernen und rege zu bleiben. Er ist es, der dich dabei unterstützt zu denken, zu analysieren, zu organisieren und dein Gedächtnis zu erhalten. Er braucht es, positive Gedanken zu haben und in der Gegenwart zu leben.

Willst du hingegen nichts Neues lernen, dann wirst du ein Mensch der Routine, der Gewohnheit, und nach und nach bestimmen deine Überzeugungen dein Leben. Du lebst hauptsächlich in der Vergangenheit, was dich letztendlich eher lähmt, als dass es dir hilft, deinen gegenwärtigen Augenblick zu verbessern.

Finde den für dich angemessenen Weg, dir neue Kenntnisse anzueignen, die deinen geistigen Körper nähren, sei es durch Lesen, verschiedene Seminare oder Workshops, Fernsehen oder das Internet ... oder einfach dadurch, dass du dir Zeit nimmst, den Menschen um dich herum gut zuzuhören. Am Ende des Tages danke zu sagen für alles, was du heute gelernt hast, wird dir dabei helfen, gewahr zu sein, dass du deinen geistigen Körper gut ernährt hast. Diese neuen Erkenntnisse solltest du jedoch nutzen, das zu sein, was du sein oder werden möchtest. Bleiben sie ungenutzt, sind sie schnell vergessen.

Meditation

Auf derselben Linie ist die Meditation eine weitere ausgezeichnete Methode, mit dir selbst in Verbindung zu treten und deine Bedürfnisse zu entdecken. Sie ist eine ausgezeichnete Gewohnheit, die du unverzüglich aufnehmen solltest. In allen großen spirituellen Traditionen ist seit Urzeiten davon die Rede.

Seit etwa zwanzig Jahren haben immer mehr Forscher interessante wissenschaftliche Ergebnisse zusammengetragen. Sie haben tatsächlich bewiesen, dass die Gehirnwellen sich bei Menschen, die seit mehreren Jahren meditieren, erheblich verändern. Auf den EEG-Aufzeichnungen hat man festgestellt, dass die verschiedenen Gehirnregionen harmonisch schwingen und sich synchronisieren, wenn diese Menschen sich in einem meditativen Zustand befinden. Je mehr sie meditieren, desto mehr kommt es offenbar zu einem akkumulierenden Effekt dieser Harmonie. Die Wirkung der Meditation hält zwischen den Meditationen immer länger an.

Einige Wissenschaftler haben sogar festgestellt, dass die Gehirnregionen, die mit Freude und positiven Gefühlen verknüpft sind, sehr viel aktiver sind. Zudem ist seit längerem bekannt, dass das Immunsystem von Menschen, die regelmäßig meditieren, viel aktiver ist als von jenen, die nicht meditieren.

Was mich angeht, so habe ich vor fast dreißig Jahren begonnen zu meditieren und habe mehrere positive Auswirkungen festgestellt. Die Meditation hat mir sehr dabei geholfen, meine Konzentration zu entwickeln und trotz eines mich umgebenden Geräuschpegels – unter anderem von Teenagern im Haus – effektiv arbeiten zu können. Die größte positive Wirkung, die ich feststellen konnte, ist die Verringerung der Angst und Beklommenheit, die mich an bestimmten Tagen erfüllten, besonders in den ersten Jahren nach der Gründung meiner Schule „Écoute Ton Corps" – „Höre auf deinen Körper". Ich habe auch bemerkt, dass in den Stunden nach der Meditation häufig spontane Inspirationen aufkommen, wie auch Antworten auf meine Fragen.

Oft werde ich gefragt: *Woher soll ich wissen, welche Meditationsart ich praktizieren soll, es werden so viele verschiedene Arten angeboten!* Ich möchte dir gerne antworten: *Warum probierst du nicht wenigstens ein paar aus und entdeckst die Art, die dir am meisten liegt?* Informationen zu diesem Thema erhältst du im Internet, in Büchern und auch durch Seminare. In den ersten Jahren habe ich verschiedene Arten ausprobiert, und meine bevorzugte Meditation ist die der Beobachtung, die ich dir nun beschreibe.

WANN? Ideal ist es, bei Sonnenaufgang zu meditieren. Ist dieser Zeitpunkt für dich nicht günstig, meditiere zu einer Zeit, die dir besser passt. Denke jedoch daran: Je weiter der Tag fortschreitet, desto aufgewühlter werden deine Gedanken und verursachen umso mehr Schwierigkeiten, in der Beobachtung zu verharren. Außerdem wird empfohlen, nicht nach dem Abendessen zu meditieren, sondern stattdessen eher eine Entspannung einzulegen.

WIE? Du setzt dich auf einen Stuhl, so aufrecht wie möglich, die Füße fest auf dem Boden aufgesetzt. Es sollte keine Entspannungshaltung im Liegen sein. Dann schließt du die Augen und legst die Hände auf die Knie. Nach drei langen Atemzügen atmest du normal – wie früher in diesem Buch beschrieben –, richtest deine Aufmerksamkeit auf deinen Atem und versuchst dabei zu spüren, dass die Luft, die in dich einströmt, dir Frieden, Ruhe und Gesundheit bringt und dass deine Ausatmung dir hilft, dich von Stress und den Giftstoffen in dir zu befreien.

WO? Es ist zu empfehlen, eine persönliche Ecke für die Meditation einzurichten, einen Ort, der Ruhe begünstigt. Du kannst ein Bild anbringen, das dich inspiriert, eine

Kerze anzünden, die die Atmosphäre friedvoller macht. Ein wenig inspirierende Musik kann unterstützend wirken, da sie dir hilft, nicht zu denken.

WIE LANGE? Wenn du nicht daran gewöhnt bist, kannst du mit zehn oder fünfzehn Minuten täglich beginnen und es bis zu einer halben oder ganzen Stunde steigern, wenn du dich dabei wohlfühlst. Betrachte diese Zeit als wertvoll, Zeit ganz allein für dich; es ist die Gelegenheit, allein zu sein, in Vereinigung mit dir selbst.

Der Kommentar, den ich am häufigsten höre, lautet: *Ich habe schon oft angefangen zu meditieren, aber dennoch schaffe ich es nicht, mit dem Denken aufzuhören.* Mach dir keine Sorgen, das ist ganz normal. Nur wenigen gelingt es, länger als zehn Minuten nicht zu denken. Erwarte also nicht, dass du es in den ersten Tagen schaffst. Du kannst sogar mit fünf Minuten täglich anfangen und die Dauer im Lauf der Wochen allmählich steigern. In der Tat haben wir alle einen langen Weg vor uns, bevor wir eine solche Meisterschaft im Meditieren erlangen wie die großen tibetischen Mönche.

Meditieren heißt, deine Gedanken, deine Empfindungen zu beobachten. Sobald ein Gedanke in deinem Bewusstsein aufsteigt wie, *ich darf nicht vergessen, beim Zahnarzt anzurufen, um meinen Termin heute abzusagen,* beobachtest du dich, indem du das Wort DENKEN sagst, und lässt den Gedanken in dem Wissen vorüberziehen, dass du nach der Meditation darauf zurückkommen kannst. So verfährst du mit allen Gedanken und jedem Gefühl, das aufsteigt. Spürst du plötzlich Traurigkeit, wenn du an einen Menschen denkst, mit dem du dich gestritten hast, dann beobachtest du dies, sagst GEFÜHL und lässt es vorüberziehen. Das kann ANGST, SCHULD, ZORN … sein. Du sagst nur ein Wort, um das zu bezeich-

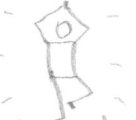

nen, was aufgestiegen ist, und ihm zu ermöglichen, wieder zu vergehen. Ebenso beobachtest du physische Empfindungen, die in deinem Körper aufkommen, wie JUCKEN, SCHMERZ, HITZE etc. Mit Übung und Ausdauer, das versichere ich dir, wird die Meditation leichter und angenehmer.

Um genau zwischen „denken" und „beobachten" zu unterscheiden, verwende ich gerne das folgende Beispiel: Stell dir vor, du sitzt am Ufer eines Flusses und siehst auf dem Fluss viele Trümmer und Überreste, Holzteile, Müll dahintreiben. Wenn du einfach beobachtest, stellst du fest, was du siehst, und siehst es wieder verschwinden. Es findet keine geistige Aktivität statt. Wenn du jedoch denkst, dann beginnst du zu analysieren und dir Fragen zu stellen wie: *Woher kommt denn all dieser Abfall? Wer hat denn so wenig Umweltbewusstsein, dass er diesen schönen Fluss zumüllt?*

Hinterher kannst du immer noch über bestimmte Aspekte nachdenken, die während der Meditation aufgekommen sind. Doch während du meditierst, sollst du so viel wie möglich beobachten. Dieses Phänomen – der Zustand des Beobachtens – führt zu wohltuenden Auswirkungen, häufig sogar noch mehr als der Schlaf.

Dich respektieren und lieben

Wie du feststellen konntest, haben alle in diesem Buch angegebenen Methoden zum Ziel, dir zu helfen, dich selbst besser kennenzulernen und mehr zu lieben. Je mehr du dies in die Praxis umsetzt, desto leichter fällt es dir, auf die Bedürfnisse deines Körpers zu hören. Er wird es dir, da er sich geliebt und respektiert fühlt, hundertfach vergelten, indem er ein Team mit dir bildet. Wenn du von deinem

Körper gelegentlich etwas mehr Energie und Ausdauer erbittest, wird er mit Vergnügen kooperieren, da er weiß, wie sehr du ihm im Austausch hilfst. Außerdem wirst du bemerken, wie sehr deine Ernährung sich ändert, sich wandelt; denn du wirst dir so viel Liebe entgegenbringen, dass es dir von da an schwer fällt, deinem Körper einfach etwas Beliebiges oder Ungesundes zu geben.

Ich weiß, dass die meisten von uns zu anspruchsvoll, sogar kompromisslos sind und dass wir – eben deswegen – Schwierigkeiten haben, uns zu akzeptieren. Wir sind niemals perfekt genug. Wir glauben, unser Möglichstes zu tun sei nie genug, es reiche bei weitem nicht aus. Beim Perfektionisten verhält es sich so, dass er sich entweder bis zur Erschöpfung müht, um alles perfekt zu machen und seine Ziele zu erreichen, oder er ist gelähmt. Unter Umständen geht er sogar so weit, überhaupt nichts mehr zu tun aus Angst, zu versagen. *Wenn ich nichts tue, bin ich sicher, nichts falsch zu machen,* sagt er sich. Wenn du dich in diesem Menschentypus wiedererkennst, kann der folgende Satz dir helfen, deine Grenzen zu akzeptieren: *Ich tue immer mein Möglichstes, und ich akzeptiere, dass es unmöglich ist, alles perfekt zu machen.*

Sehr viel Stress verursacht die Annahme, man sei für das Glück anderer verantwortlich. Es ist ganz menschlich, traurig zu sein, wenn einem geliebten Menschen ein Unglück zustößt. Es hat jedoch keinen positiven Nutzen, in Stress zu geraten, sich zu zerstören angesichts einer Situation, die wir nicht ändern können, insbesondere dann, wenn es die Situation eines anderen Menschen ist. Eines Tages habe ich folgenden Satz gelesen, der zu verstehen hilft, dass jeder für seine Entscheidungen verantwortlich ist: Das Unglück trifft nicht immer dieselben armen Leute, es gibt nur Leute, die das finden, was sie suchen. Denn

Mitgefühl – ja
Mitleid – nein

es gibt Menschen, die trotz all der Hilfe, die du ihnen zukommen lassen konntest, und trotz all der Gefühle, die du wegen ihnen durchgemacht hast, dennoch weiterhin das Unglück anziehen.

Diese armen Leute glauben – unbewusst –, dies sei das einzige Mittel, Aufmerksamkeit zu erhalten. Und was ist währenddessen mit dir? Du meinst, ihnen Liebe zu geben, dabei ist es in Wirklichkeit gar nicht so. Wenn du darauf bestehst, das Leben eines anderen Menschen umzugestalten, dann deswegen, um im Gegenzug geliebt und anerkannt zu werden. Es zeugt folglich davon, dass du dir selbst nicht genug Liebe entgegenbringst und dass du nicht erkennst, welch ein besonderer Mensch du bist. Du brauchst es, von anderen geliebt zu werden, um dich selbst lieben zu können.

Es wird in Zukunft sehr viel nützlicher und sinnvoller sein, dir selbst alle Liebe zukommen zu lassen, die du brauchst, denn alles in allem kann niemand anders es an deiner Stelle tun. Dich zu lieben ist ganz einfach. Du brauchst dir nur das Recht zuzugestehen, in jedem Augenblick das zu sein, was du bist, ohne zu urteilen oder zu kritisieren. Wenn du fähig bist, dich so zu lieben, dann sei dessen gewiss, dass die Hilfe, die du danach anderen zukommen lassen willst, ganz anders ist und mehr gewürdigt wird. Du hilfst ihnen, indem du ihre Bedürfnisse respektierst, während du dich gleichzeitig selbst respektierst. Du erzwingst nichts. Du kannst unterscheiden, ob dieser Mensch wirklich Hilfe haben will. Diese Form der Hilfe wird aus Liebe erbracht und nicht aus der Angst heraus, nicht geliebt zu werden, und wird dir daher umso mehr Energie verleihen, statt dich zu erschöpfen und dir zu schaden.

Auf der Ebene der Ernährung heißt, **dich zu lieben,** dass du dir zugestehst, nicht vollkommen zu sein und nicht immer auf deine Nahrungsbedürfnisse zu hören. Es heißt zu akzeptieren, ein Mensch mit Grenzen und Schwächen zu sein. **Dich zu respektieren** heißt, dir die Zeit zu nehmen, dich zu fragen, ob die Wahl, die du getroffen hast, einem deiner Bedürfnisse entspricht. Auch wenn du dir erlaubst, nicht immer so zu handeln, dass es einem Bedürfnis entspricht, so heißt dies nicht, dass dieses Verhalten bis ans Ende deiner Tage andauert. Du brauchst dir nur zu erlauben, HEUTE nicht auf deine Bedürfnisse zu hören, und dir dabei in Erinnerung rufen, dass du es schaffen möchtest, deinen Körper mehr zu respektieren. Nehmen wir das Beispiel einer Familienfeier. Möglicherweise übertreibst du es mit dem Essen und Trinken. Zu einem bestimmten Zeitpunkt wird dir bewusst, dass du während dieser Feier nicht auf dein Bedürfnis gehört hast. Doch indem du dir sagst, es ist nur HEUTE, ist diese Einstellung nicht von Dauer, und es ist leichter, sie zuzulassen. Du weißt außerdem, dass du allein die Konsequenzen all deiner Handlungen zu tragen hast.

Dich zu respektieren bedeutet auch, bestimmten Speisen oder Personen gegenüber NEIN sagen zu können. Es heißt, dich zu erinnern, dass dein Körper für die Entfaltung deines Lebens eine vollkommene Kreation ist. Indem du auf seine Bedürfnisse hörst, egal wie dick, welche Farbe, welche Form, dann wird er stets da sein, um dir zu helfen. Du brauchst nur das tun, was dir möglich ist, um seine Bedürfnisse zu erfüllen. Behandle deinen Körper mit der Würde und Liebe, die er verdient. Dein Essverhalten spiegelt lediglich die Art und Weise wider, wie du die Bedürfnisse deiner Seele nährst. Sie hilft dir, den Grad deiner Liebe und des Respekts für dich selbst zu erkennen.

Mit meiner Erfahrung in diesen Dingen garantiere ich dir eine unmittelbare Wandlung, die du schnell daran bemerken wirst, wie die anderen sich dir gegenüber verhalten, wenn du dich mehr respektierst. Denn deine Familienangehörigen spüren, dass du ein Mensch wirst, den sie respektieren müssen, selbst wenn es ihnen nicht bewusst ist.

Transformation und physische Heilung

Ich kann dir ferner versichern, dass du im Verlauf der Entwicklung von neuen Verhaltensweisen, die darauf abzielen, dass du auf deine Bedürfnisse hörst, verschiedene körperliche Veränderungen bemerken wirst. Dein physischer Körper wird sich verschiedentlich verändern. Es ist auch sehr gut möglich, dass sich dein Körper von zahlreichen Beschwerden oder Krankheiten heilt.

Seit achtundzwanzig Jahren des Lehrens an meiner Schule „Écoute Ton Corps" – „Höre auf deinen Körper" habe ich mündlich und in Briefen die Erfahrungsberichte von tausenden Menschen dazu erhalten. Dein physischer Körper ist nur die Widerspiegelung dessen, was sich auf emotionaler und mentaler Ebene abspielt. Folglich wandeln sich deine drei Körper gleichzeitig. Man kann sie nicht voneinander trennen.

Ich will dir damit nicht sagen, dass du deinen physischen Körper nicht pflegen sollst, wenn er krank ist. Doch wenn du dich entscheidest, deine beiden anderen Körper zu pflegen, indem du deine Art zu denken und deine Lebensweise durch verschiedene Verhaltensweisen änderst, wirst du angenehm überrascht sein, dass die Heilung deines physischen Körpers sehr viel schneller vonstatten geht.

Die Tatsache, dass du dich jetzt um dich selbst kümmerst, dich genug liebst, um auf deine Bedürfnisse zu hören, erweist sich so als der Weg schlechthin, um in Zukunft viele physische Probleme zu vermeiden. So zieht man zum Beispiel zahlreiche Unfälle an, wenn man Schuldgefühle hat. Es ist ein Mittel, das wir unbewusst einsetzen, um uns zu bestrafen, wenn wir uns für schuldig erklären. Erinnere dich: Jedes Mal, wenn du dich kontrollierst, in welchem Bereich auch immer, ist das ein Zeichen von Schuldgefühlen. Wenn du dich weniger kontrollierst, wirst du feststellen, dass auch deine Schuldgefühle sich im selben Maß verringern. Meinst du nicht, dass du ein so besonderer Mensch bist, dass du es verdienst, ein glückliches, harmonisches Leben zu führen? Es liegt allein bei dir!

Ich fordere dich daher inständig dazu auf, dir anzugewöhnen, deinen Fortschritt und alles, worauf du an diesem Tag stolz bist, in dein tägliches Protokoll einzutragen. Dies ist ein guter Weg, dir Liebe zu bezeigen. Ist das nicht angenehmer und nährender für deine Seele, als den Tag damit zu beenden, dass du Schuldgefühle in dir weckst und nur an das denkst, was du nicht an dir magst? Dann solltest du nicht vergessen, dich in anderen Bereichen als dem Essen zu belohnen. So wirst du allmählich immer weniger auf eine Belohnung durch Essen aus sein. Es ist stets zu empfehlen, diese Belohnung verbal zu beginnen. Zum Beispiel, indem du dich laut zu dem, was du bist und heute getan hast, beglückwünscht. Anschließend kann eine Belohnung ganz anderer Art – zum Beispiel eine körperliche – dich dazu ermuntern, eine neue gute Gewohnheit anzunehmen oder zu wiederholen.

Danke, Körper, für das, was du mir heute herauszufinden geholfen hast. Ich kenne mich täglich ein bisschen besser, und ich akzeptiere mich so.

Zusammenfassung und Fazit

Diese Zusammenfassung ist für diejenigen beigefügt, die den in diesem Buch gemachten Vorschlag, ein Ernährungsprotokoll zu führen, ausprobieren möchten – ein solches Protokoll lässt uns sehr viel schneller eine sehr viel bessere, tiefgehendere Kenntnis unserer selbst erlangen.

Dieses Kapitel hat vier genau abgesteckte Ziele:

❀ dir eine Vorlage für ein Ernährungsprotokoll zum täglichen Ausfüllen zur Verfügung zu stellen. Du kannst es kopieren oder findest das Protokoll unter: www.windpferd.de/hoere-auf-deinen-koerper-und-vergiss-dein-gewicht.html bei den Downloads.

❀ dir ergänzend die Vorlage mit der Aufschrift HABE ICH WIRKLICH HUNGER? zu kopieren oder selbst auf einem Zettel anzufertigen. Diese kleine visuelle Erinnerung kannst du an deinem Kühlschrank oder in deiner Vorratskammer anbringen, damit du dich anfangs daran gewöhnst, dir diese Frage zu stellen.

❀ dir wieder ins Gedächtnis zu rufen, wie du das Protokoll am Ende jedes Tages ausfüllst.

❀ dir zu helfen, dich selbst kennenzulernen, indem du die Interpretation dessen, was du in dein Protokoll eingetragen hast, überprüfst.

Erinnere dich, dass die Übung, das Ernährungstagebuch auszufüllen, mit dem EINZIGEN ZIEL ausgeführt werden soll, dich besser kennenzulernen. Wenn du im Verlauf des Tages denkst: *Ich darf dieses dritte Stück Kuchen nicht essen, denn ich werde mich schämen, dies am Abend in mein Protokoll zu schreiben,* dann ist es besser für dich, es nicht auszufüllen, denn dieses Verhalten steht für eine kontrollierende Einstellung. Im selben Zusammenhang ist deine Motivation auch nicht gut, wenn du beim Ausfüllen dazu neigst, die Angaben darüber, was du gegessen oder getrunken hast, zu verfälschen, für den Fall, dass jemand das Blatt findet. Dies ist eine weitere Form der Kontrolle.

Erinnere dich an den Untertitel dieses Buches: **Bauchgefühl statt Selbstkontrolle.** Dieser Titel bezweckt nicht, noch mehr Kontrolle hervorzurufen. Deine Motivation soll AUSSCHLIESSLICH die sein, dich besser kennenzulernen und froh zu sein, unbekannte Aspekte deiner selbst zu entdecken, die dir nicht bewusst geworden wären, hättest du nicht das Protokoll ausgefüllt.

Ein Exemplar dieses Protokolls findest du am Ende dieses Kapitels.

Das Protokoll ausfüllen

Du fängst mit den ersten beiden Spalten an, indem du die Uhrzeit und das, was du gegessen und/oder getrunken hast, aufschreibst, beim Abend beginnend und mit dem Aufstehen endend.

Anschließend schreibst du auf, wie viele Gläser Wasser du im Verlauf des Tages getrunken hast.

Für jedes Mal, wenn du etwas getrunken oder gegessen hast, kreuzt du in der entsprechenden Spalte an, ob du Hunger hattest oder nicht.

Warst du hungrig und hast dich dann gefragt, ob du gerne etwas essen wolltest, und hast dann auf dieses Be-

dürfnis gehört, dann setzt du ein Häkchen in der Spalte
Entsprechend einem Bedürfnis gegessen.

Wenn du Hunger hattest, aber nicht auf dein Bedürfnis gehört hast, kreuzt du diese Spalte oder die entsprechenden nachfolgenden Spalten an.

Hattest du keinen Hunger, dann kreuzt du diese Spalte
an oder die Spalten, die dich beeinflusst haben, zu essen
oder zu trinken, ohne dass du es brauchtest.

In die Spalte **Verbindung** schreibst du alles, was du
noch von den Ereignissen des Tages in Erinnerung hast,
die dich dazu verleitet haben könnten, so zu essen.

Wenn du merkst, dass du häufig vergisst, dir die Frage
HABE ICH WIRKLICH HUNGER? zu stellen, bevor du
etwas verzehrst, dann empfehle ich dir, das Blatt mit dieser
Frage an verschiedenen Stellen in der Küche aufzuhängen.
Es wird anschließend leichter für dich sein, das Protokoll
auszufüllen. So weißt du bei jedem Nahrungsmittel, das
du zu dir genommen hast, schneller, ob du Hunger hattest
oder nicht.

Damit es dir leichter fällt, das Protokoll auszufüllen,
empfehle ich dir, noch einmal in Kapitel 4 den Abschnitt
„Sechs weitere Beweggründe, etwas zu essen oder zu
trinken" zu lesen. Dort habe ich im Detail erklärt, wie
es sich äußert, wenn du isst, weil du vom Prinzip, von
Gewohnheit, Gefühlszuständen, Naschsucht, dem Bedürfnis nach Belohnung oder Faulheit motiviert wirst.

Ein kleiner Rat für Perfektionisten

Es ist wichtig, euch nicht dadurch unter Stress zu set-
zen, dass ihr dieses Protokoll PERFEKT ausfüllen wollt.
Es kann sein, dass ihr euch verschiedentlich fragt, welche
Spalte ihr ankreuzen sollt. Es spielt eigentlich keine Rolle,

wenn es nicht das richtige Feld ist. Das Hauptziel dieses Protokolls besteht darin, dass es euch einen Rückblick auf euren Tag ermöglicht und ihr euch dadurch besser kennenlernt. Und ihr solltet wissen, dass dieses Ziel bereits erreicht ist, wenn ihr euch die Zeit nehmt, es auszufüllen, und ihr euch eure gute Motivation bewahrt.

Fazit

Ich empfehle, am Ende jeder Woche eine Bilanz zu erstellen, um eine bessere Vorstellung davon zu erhalten, was in deinem Leben los ist. Nach Ablauf einer Woche wird dir bewusster, was augenblicklich dein Leben stark beeinflusst, und du siehst, was dich am meisten zum Essen verleitet, wenn du nicht auf deine Bedürfnisse hörst. Für weitere Einzelheiten kannst du Kapitel 4 noch einmal lesen.

EINE LETZTE ERINNERUNG ... Wenn du beim Ausfüllen des Verzeichnisses entdeckst, dass du nicht besonders auf deine Bedürfnisse gehört hast, dann achte darauf, keine Schuldgefühle in dir zu wecken. Das Hauptziel dieser Übung besteht darin, dich kennenzulernen und dir das Recht zuzugestehen, nicht immer gemäß deinen Bedürfnissen oder Präferenzen zu handeln, und nicht darin, zusätzlichen Stress in dein Leben zu bringen.

Ich hoffe von ganzem Herzen, dass die Entscheidung, über einen Zeitraum von drei Monaten ein Ernährungsprotokoll auszufüllen, sich sehr positiv auf dich auswirkt, und dass du dadurch, dass du lernst, dir selbst mehr Liebe entgegenzubringen, den wundervollen Menschen entdeckst, der du bist. Erinnere dich an das Dreieck der Liebe. **Je mehr du liebst, desto mehr Liebe erhältst du von anderen und umso leichter ist es wiederum für dich, Liebe an andere weiterzugeben.**

Vielleicht hast du dieses Buch in einem Zug durchgelesen, ohne die vorgeschlagenen Empfehlungen zu berücksichtigen. Das Thema Ernährung berührt mehrere Ebenen in uns, da es sowohl ein gesellschaftliches als auch ein individuelles Problem ist. Mir ist auch bewusst, dass dieses Buch mitunter bestimmte Überzeugungen und Gewohnheiten aufrütteln mag. Hältst du dieses Buch jedoch in den Händen, dann bist du der Kandidat oder die Kandidatin schlechthin, um ein solches persönliches Vorhaben anzugehen … ich empfehle dir daher, dieses Buch noch einmal zu lesen und die vorgeschlagenen Ratschläge in die Tat umzusetzen.

Tägliches Ernährungsprotokoll

Woche vom .... bis ....

	Uhrzeit	Speisen und Getränke	Hunger	Hunger	Entspr. einem Bedürfnis gegessen	Aus Prinzip gegessen	Aus Gewohnheit gegessen	Aufgrund von Gefühlen gegessen	Aus Naschsucht gegessen	Gegessen, um mich zu belohnen	Aus Faulheit gegessen	Verbindung
1. Tag												
2. Tag												
3. Tag												

Ich danke dir, Körper, für das, was du mir heute herauszufinden geholfen hast.
Ich kenne mich jeden Tag ein bisschen besser, und ich akzeptiere mich so.

	Uhrzeit	Speisen und Getränke	Hunger	Kein Hunger	Entspr. einem Bedürfnis gegessen	Aus Prinzip gegessen	Aus Gewohnheit gegessen	Aufgrund von Gefühlen gegessen	Aus Naschsucht gegessen	Gegessen, um mich zu belohnen	Aus Faulheit gegessen	Verbindung
4. Tag												
5. Tag												
6. Tag												

Ich danke dir, Körper, für das, was du mir heute herauszufinden geholfen hast.
Ich kenne mich jeden Tag ein bisschen besser, und ich akzeptiere mich so.

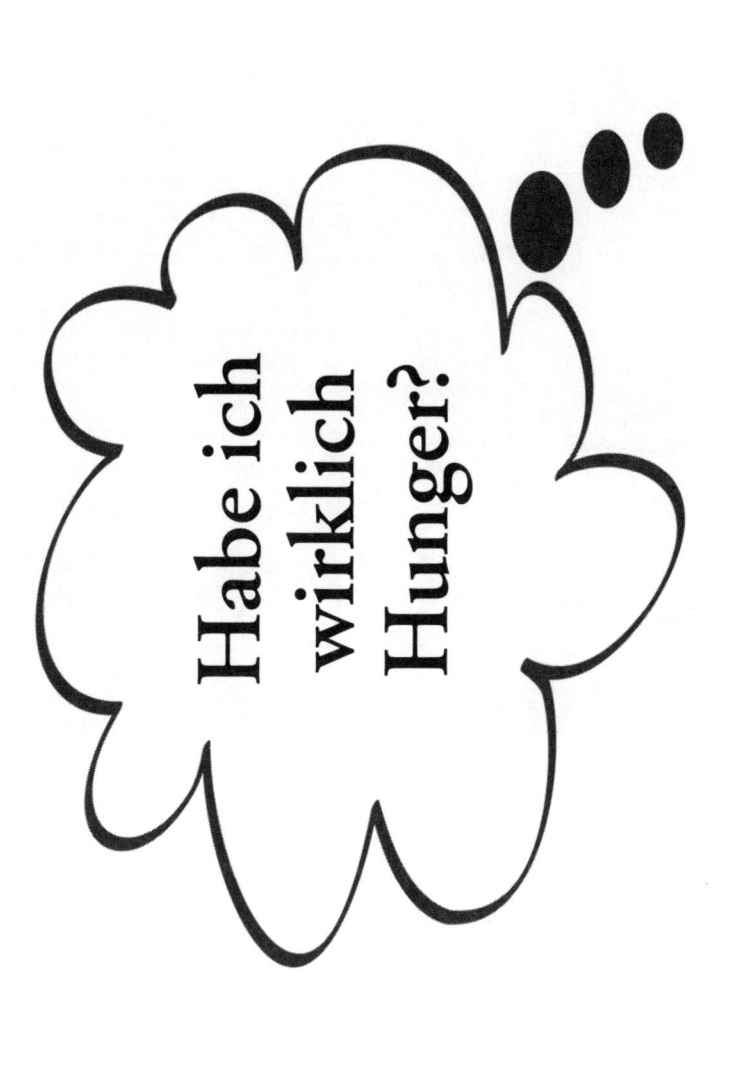

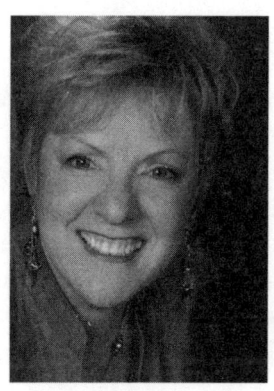

Lise Bourbeau

Lise Bourbeau zählt zu den bedeutendsten spirituellen Lehrerinnen unserer Zeit. Eine Vielzahl von Büchern hat die Kanadierin bisher geschrieben, darunter zahlreiche ins Deutsche übersetzte Bestseller wie „Dein Körper sagt: Liebe dich" und „Höre auf Deinen besten Freund, auf Deinen Körper", die weltweit über 3,5 Millionen Mal verkauft wurden. Bereits 1982 gründete sie das heute größte Seminarzentrum Québecs, „Écoute Ton Corps", das von Menschen rund um den Erdball besucht wird. Ihre praktische Ausbildung und die Botschaft, die sie vermittelt, haben mehr als einer Million Besuchern geholfen, konkrete Veränderungen in ihrem Alltagsleben zu bewirken. Ebenso zupackend wie einfühlsam versteht es Lise Bourbeau, ihren Lesern zu zeigen, wie sie Grenzen, die das Leben zu setzen scheint, überschreiten können, um Lebensziele wie Glück, Frieden, Gelassenheit und Selbstverwirklichung zu erreichen.

Mehr von Lise Bourbeau

Neben den bislang in diesem Verlag erschienenen Titeln können Sie auch Audiokassetten, CDs, Videos und Kartenspiele der Autorin in französischer Sprache bestellen.
In ihren elektronischen Publikationen behandelt Lise Bourbeau die Themen Selbstverantwortung, Reinkarnation, Selbstliebe, Spiegelgesetze, zwischenmenschliche Beziehungen, Erkennen und Erfüllen spiritueller Wünsche, Wege zur Konfliktbewältigung und vieles mehr.

Bestellmöglichkeiten gibt es im Internet unter
www.ecoutetoncorps.com,
oder per Post:
    Les Éditions ETC
    1102 Boulevard La Salette
    St-Jérôme (Québec)
    J5L 2J7 CANADA

Bücher von Lise Bourbeau in deutscher Sprache

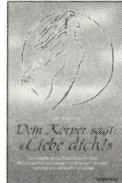

Dein Körper sagt: «Liebe dich!»

Lise Bourbeau ist eine der erfolgreichsten spirituellen Lehrerinnen unserer Zeit. Mit diesem wertvollen Ratgeber zeigt sie anhand von 500 Gesundheitsstörungen, wie Krankheitsursachen frühzeitig erkannt und nachhaltig verändert werden können. Im Zentrum ihres Wirkens steht das Reifen der Seele. Dieses Reifen bedeutet, sich und andere anzunehmen und zu lieben. Dazu gehört auch das ganz bewusste Wahrnehmen subtiler Körperbotschaften. – Sie zeigen an, wo wir an unsere physische, emotionale und mentale Grenze gelangen. Ein sensibles spirituelles Nachschlagewerk, mit dem wir unser Wesen wieder ins Gleichgewicht bringen und den natürlichen Zustand des Körpers, d. h. Gesundheit, Glück, Liebe und Harmonie finden können.

320 Seiten · ISBN 978-3-89385-277-2

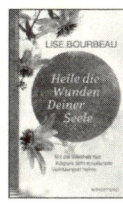

Heile die Wunden Deiner Seele

Dieses Buch von Lise Bourbeau ist ebenso konkret wie seine Vorgänger und zeigt auf, dass all unsere Probleme der körperlichen, emotionalen und geistigen Ebene auf fünf Seelenwunden zurückgehen: Ablehnung, Verlassenwerden, Demütigung, Verrat und Ungerechtigkeit. Mit dem Abnehmen der Masken, die wir entwickelt haben, um Seelenwunden vor uns und der Welt zu verbergen, können die wahren Ursachen von erkannt werden. Wie immer bietet Lise Bourbeau praktische Lösungsvorschläge, damit Herausforderungen zu Wegbereitern der Selbstentfaltung werden.

174 Seiten · ISBN 978-3-86410-060-4

www.windpferd.de

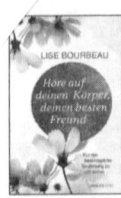

Höre auf deinen Körper, deinen besten Freund

Mit diesem Buch können Sie in sich die Kraft der positiven Veränderung finden. Konflikte, Krankheiten und auch Unfälle sind kein Schicksal, sie stehen in Resonanz zu tiefen spirituellen Ursachen. Deshalb ist es so wichtig zu erkennen, was tatsächlich in unserem Körper, in unserer Gefühlswelt und in unserem Geist vorgeht. Durch die Deutung der Signale öffnen sich innere Grenzen und unendliche Möglichkeiten der persönlichen Entwicklung tun sich auf.

256 Seiten · ISBN 978-3-86410-039-0

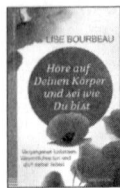

Höre auf Deinen Körper und sei wie du bist

Die spirituelle Lehrerin lehrt in Tausenden von Seminaren, was sich ihre Zuhörer am sehnlichsten wünschen: inneren Frieden, Harmonie und glückliche Beziehungen. Wie in ihrem internationalen Bestseller „Dein Körper sagt: Liebe dich!" wirkt die ehemalige Schülerin von Louise Hay auch in diesem Buch durch tiefe Weisheit und eine klare Sprache, die spirituelle Wahrheiten mit Themen des täglichen Lebens verbindet.

248 Seiten · ISBN 978-3-86410-059-8

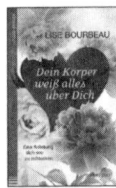

Dein Körper weiß alles über Dich

Tief greifende Heilungsprozesse. Sie möchten wissen, warum Sie so denken, wie Sie denken und fühlen, wie Sie fühlen? Dieses Buch gibt Ihnen Antworten! Lise Bourbeau zeigt, wie Sie sich besser erkennen: durch das, was Sie sagen, wahrnehmen und fühlen, wie Sie sich kleiden und wie Sie wohnen. Auch dadurch, wie Ihr Körper aussieht. Sie werden überrascht sein! Dieses Buch macht mit der metaphysischen Bedeutung von typischen Körperhaltungen sowie mit 250 körperlichen und psychischen Problemen vertraut. So werden Sie sich besser verstehen, Ihr Potenzial entdecken und Ihre Beziehungen deutlich verbessern können. Selbsterkenntnis im Spiegel des Körpers!

264 Seiten · ISBN 978-3-86410-074-1